Dr. med. Helmut Brammer

Die Rückkehr der Verantwortung

W0379088

Buchreihe: Gesundheit und Medizin

Dr. med. Helmut Brammer

Die Rückkehr der Verantwortung

Alkoholismustherapie in 3 Wochen

Becker

Die Deutsche Bibliothek – CIP-Einheitsaufnahme

Brammer, Helmut:
Die Rückkehr der Verantwortung : Alkoholismustherapie in 3 Wochen /
Helmut Brammer. – 2. Aufl. – Kirchhain : Becker, 2002
(Buchreihe: Gesundheit und Medizin)
ISBN 3-929480-32-8

Dieses Buch wird voraussichtlich auch als Hörbuchversion
im Verlag Hartmut Becker erscheinen.
Bitte machen Sie insbesondere blinde
und sehbehinderte Menschen darauf aufmerksam.

Verlag Hartmut Becker
Bücher zu Schlüsselfragen des Lebens
In den Borngärten 9
35274 Kirchhain
Tel.: (0 64 27) 93 04 55 · Fax: (0 64 27) 93 04 57

1. Auflage 1998
2. Auflage 2002

© 1998 Verlag Hartmut Becker, Marburg/Kirchhain
Gesamtherstellung und Umschlag: Hartmut Becker
Lektorat: Kerstin Bandow, Hartmut Becker
Druck und Weiterverarbeitung:
Fuldaer Verlagsagentur, Fulda
Reproduktion des Umschlagbilds:
Scan-Technik Schmidt, Willingshausen
Alle Rechte vorbehalten.
Gedruckt auf chlorfrei gebleichtem Papier.
Printed in Germany.

ISBN: 3-929480-32-8

Gewidmet meiner Mutter,
die um mich geweint hat

Darum geht es in diesem Buch:

Entwöhnungsbehandlungen für Alkoholkranke sind nach gängiger Vorstellung mit einer sehr langen Therapiedauer verbunden, die oft mehr Probleme schafft, als sie löst.

Aus diesem Grund wurde in der »Alkoholentwöhnung Lohne« eine dreiwöchige Kurzzeittherapie entwickelt, die u. a. folgende Merkmale aufweist:

- Die Therapie läßt sich problemlos in die Jahres- und Urlaubsplanung einbauen, ohne daß der Patient seinem sozialen Umfeld unnötig lange entrissen wird.
- Naturheilkundliche Heilverfahren unterstützen die Entgiftung und stellen die körperliche Befindlichkeit und Leistungsfähigkeit wieder her, ohne daß es zu einer Suchtgefährdung durch Medikamente kommt.
- Alle Patienten werden in mehreren Schritten über alle wichtigen medizinischen, psychologischen und sozialen Problemfelder und Therapiemöglichkeiten ihrer Alkoholkrankheit informiert und ausführlich beraten.
- Individuell ausgewählte psychotherapeutische Verfahren helfen bei der Aufarbeitung der Vergangenheit, der Einschätzung der Gegenwart und der Erarbeitung von Zukunftsperspektiven. Großer Wert wird auf die Wiedererlangung der Eigenverantwortung gelegt.
- Nachsorgetermine und der Besuch einer Selbsthilfegruppe stabilisieren den Rehabilitationsprozeß und beugen Rückfällen vor.
- Die Angehörigen werden in den therapeutischen Prozeß einbezogen, um soziale Aspekte der Sucht (z. B. Co-Abhängigkeit) der Bewältigung zuzuführen.

Hartmut Becker

Inhalt

Vorwort

Dieses Buch richtet sich an alle, die für sich selbst oder einen Angehörigen einen Weg aus der Alkoholabhängigkeit suchen. Es will aus der Sicht eines betroffenen Arztes Mut machen und Hilfe im Kampf gegen eine Krankheit anbieten, die weit verbreitet und dennoch schwer zu begreifen ist: Alkoholismus.

Unter Berücksichtigung meiner eigenen Erfahrungen von 21 Jahren Trunksucht und 22 Jahren Abstinenz habe ich ein Konzept entwickelt, das es Alkoholikern und ihren Angehörigen ermöglicht, sich auf sanfte und sehr effektive Weise von ihrer Sucht zu lösen. Besonderes Gewicht wird dabei auf Hypnose, Psychotherapie und natürliche Heilverfahren gelegt, die keine zusätzlichen Abhängigkeiten erzeugen und die Selbstverantwortlichkeit des Patienten wiederherzustellen erlauben.

Die hier beschriebene dreiwöchige Therapie wird in der »Alkoholentwöhnung Lohne« seit 1980 praktiziert. Sie hat in dieser langen Zeit ihre Wirksamkeit unter Beweis gestellt und in vielen »hoffnungslosen Fällen« den Weg in eine zufriedene Nüchternheit geebnet.

Helmut Brammer

Einführung

Alkoholismus wird in der heutigen Medizin als eine chronische Krankheit betrachtet und behandelt. Versicherungsrechtlich wird dieser Tatsache erst seit 1968 Rechnung getragen; bis zu diesem Zeitpunkt wurde Alkoholismus eher als Charakterschwäche oder als Fehlentwicklung eines falsch erzogenen Menschen angesehen. Wegen ihrer offensichtlichen Unfähigkeit, mit der Gesellschaftsdroge Alkohol auf eine angepaßte Weise umzugehen, hatten die Alkoholiker auch keine einflußreichen Fürsprecher. So wurden sie möglichst weit entfernt von ihrem Heimatort in Entziehungsanstalten bzw. Arbeitshäusern untergebracht, wo sie ihrer Unverantwortlich keit entwachsen sollten. Ein so vorgestellter Erziehungsprozeß bedurfte natürlich eines größeren Zeitraumes, so daß früher eine Behandlungsdauer von einem Jahr und länger nicht unüblich war. Aufgrund dieser keineswegs überwundenen Tendenz, Alkoholiker wegen ihres Verhaltens zu bestrafen, einzusperren und zu entmündigen, statt sie als Kranke zu behandeln, werden von den Versicherern noch immer Langzeittherapien favorisiert.

Die Zeitdauer für eine Entwöhnungsbehandlung von Alkoholkranken wird in Deutschland üblicherweise in drei Kategorien unterteilt:

Kurzfristig: 6–8 Wochen
Mittelfristig: 8–12 Wochen
Langfristig: 12–14 Wochen

Daß die Langzeittherapie in unserem Land die am weitesten verbreitete und von den Rentenversicherungsträgern bezahlte Therapieform ist, hat also vornehmlich gesellschaftshistorische Gründe. Ihre höhere Wirksamkeit gegenüber kürzeren Behandlungszeiten ist durch keine einzige kompetente Studie belegt.

Dabei darf auch keineswegs übersehen werden, daß die Suchttherapie ein florierender Wirtschaftszweig ist, dessen kostspieligen Unterhalt sich nur so wohlhabende Länder wie Deutschland erlauben können.

Mit der Kurzzeittherapie bietet sich jedoch schon seit längerer Zeit eine Möglichkeit, Alkoholkranke »zu einer Therapie zu bewegen, die aus beruflichen und gesellschaftlichen Gründen eine Langzeittherapie nicht akzeptiert hätten« (Lunkenheimer, 1979). Dennoch haben auch sie Anspruch auf Hilfe, da nicht einzusehen ist, »warum ein nach Schweregrad der Schädigung doch so verschiedenes Krankengut mit einer normierten Kurdauer behandelt werden sollte« (Kryspin-Exner, 1975). Die Vorteile kürzerer Klinikaufenthalte beschreibt Lothar Schmidt aufgrund langjähriger Erfahrung folgendermaßen: »Der Patient fühlt sich weniger diskriminiert, sein Arbeitsplatz ist kaum gefährdet, er erleidet weniger seelischen Hospitalismus, er entfremdet sich weniger von seiner Familie, die Kosten für Therapie und Unterhalt der Familie sind geringer.«

Eine erfolgreiche Therapie sollte sich folgende Ziele setzen:

1. Dem Alkoholkranken so schnell wie möglich die Entscheidungsfreiheit über sein Leben zurückzugeben, was durch die gleichzeitige Entgiftungs- und Entwöhnungsbehandlung geschieht.
2. Die Bearbeitung von möglichen Rückfallursachen – nicht vordergründig die Abstinenz.
3. Die Veränderung der Gesamtpersönlichkeit, wofür die Abstinenz die Voraussetzung ist.

Der im Entzug befindliche Suchtkranke benötigt Zuwendung. Die Verbesserung seiner Lebensumstände liegt in seinem eigenen Interesse. Also muß er so daran beteiligt werden, daß die strikte Trennung von Entgiftung und Rehabilitation entfällt. Durch die Therapie sollen Denken und Handeln so verändert werden, daß der Patient wieder lernt, Entscheidungen aus sich selbst heraus und nicht etwa aus Angst vor Bestrafung zu fällen. Gemeinsam mit ihm wird ein Lebensweg erarbeitet, der es ihm ermöglicht, Probleme zu erkennen und selbstverantwortlich ohne Suchtmittel zu lösen.

Die Teilnahme an einer Selbsthilfegruppe ist dringend anzustreben. Das beharrliche Bemühen um die Verbesserung individueller Unzulänglichkeiten wird den Suchtkranken zu einer reifen Persönlichkeit werden lassen, die ein Leben ohne Fremdbestimmung zu führen imstande ist.

Viele Patienten sind beruflich selbständig oder haben eine leitende Position inne. Diese große Personengruppe würde sich unter keinen Umständen einer Langzeittherapie unterziehen, da diese mehr neue Probleme verursacht, als sie alte beheben kann.

Wenn der Alkohol zur Qual wird

Als ich meinem Lebensgefährten, dem Schnaps, das erste Mal begegnete, war ich zwölf Jahre alt, ein schüchterner, ängstlicher Junge, der lieber in den Zauber seiner Phantasiewelt flüchtete, als in der rauhen Wirklichkeit zu lernen. Das erste Rauscherlebnis ließ mich intuitiv begreifen, daß der Alkohol das zuverlässigste Mittel gegen Angst und Antriebslosigkeit, Nervosität, Schlafstörungen, Minderwertigkeitsgefühle und Unsicherheit sein würde. Je nach Dosierung half er mir als Schmiermittel, um leichter Kontakte knüpfen zu können, oder als Fluchtweg aus der als bedrohlich empfundenen Wirklichkeit. Ich nutzte als Schüler jede Möglichkeit, mich zu betrinken. Als Abiturient wurde ich von meinem Vater halb bewußtlos aus der Kneipe abgeholt, als alle Mitschüler bereits seit Stunden zu Hause waren.

Während des Militärdienstes teilte ich ein Zimmer mit einem anderen Soldaten niederen Dienstgrades. Wenn ich mit zerschlagenem Gesicht und zerrissener Uniform auf meinem Bett lag, zischte er voller Abscheu: »Und so was will Abiturient sein!« Ich hörte den Satz und verstand ihn nur zu gut, aber dann mußte ich erst recht wieder trinken, um als Vorgesetzter an der Front stehen zu können.

Im studentischen Kreis der alkoholisierten Nachtschwärmer war ich der Größte, tagsüber bei Testaten und Prüfungen der Kleinste. Anstiftung zu betrunkenen Autofahrten, Prahlerei und hemmungslose Redelust, stundenlange nächtliche Telefonate, kleine Diebstähle, schnell geschlossene Freundschaften ohne jeden Tiefgang, aber auch zunehmende Beziehungslosigkeit und Einsamkeit kennzeichneten meine Situation. Ich erwachte in fremden Wohnungen neben mir unbekannten Frauen. Ich urinierte ins Bett oder in den Schrank, in dem Glauben, ich befände mich auf der Toilette. Ich besuchte nachts um drei Uhr die Universität, weil mein Zeitgefühl mich verlassen hatte.

Die morgendliche Übelkeit bekämpfte ich mit Bier, die Schweißausbrüche mit Wein, das Händezittern und die Angst mit Schnaps. Zehn Jahre vor meinem letzten Glas wußte ich, daß ich Alkoholiker war, ließ mir aber gerne die übermäßige Belastung durch Elternhaus und Umwelt einreden. Ich mußte weitertrinken, »weil doch die ganze Welt nur noch im Suff zu ertragen war«.

Ich habe alle Menschen enttäuscht, die mir ihr Vertrauen geschenkt hatten – meine Eltern habe ich aus dem Haus getrieben, meine Ehefrau betrogen, meine Patienten verlassen. Der Alkohol blieb immer der Sieger. Der ehemalige »Freund« war längst zum Sklavenhalter geworden und hatte sich zwischen mich und mein Leben gestellt. Ich mußte trinken bis zur psychischen und physischen Erschöpfung, bis mein Geist, mein Körper und meine Umgebung eine Weiterführung meiner Sucht unmöglich machten und ich vor die Entscheidung gestellt war: Willst du leben oder sterben?

Der Entschluß

Die Entscheidung, nun endlich mit dem Trinken aufzuhören, ist häufig spontan und kommt dann für die Angehörigen genauso überraschend wie einst der Beginn der Sucht. Unter Umständen wird eine jahrzehntelange Trinkerlaufbahn scheinbar ohne unmittelbaren Anlaß beendet, und der Alkoholkranke sucht plötzlich die Hilfe, gegen die er sich so lange gewehrt hat. Allerdings werden zu diesem Zeitpunkt sehr oft noch Bedingungen an den Entschluß geknüpft, die diesen Sinneswandel als einen keineswegs grundsätzlichen erkennen lassen. Allerlei Voraussetzungen sollen zunächst erfüllt werden: Die Unterbringung muß stimmen, die Kosten sollen von anderen übernommen, der richtige Zeitplan soll eingehalten werden – so schnell wie möglich, aber nicht sofort!

Der Alkoholkranke sorgt für hektische Betriebsamkeit in seiner Umgebung, die – in der verzweifelten Hoffnung, daß nun endlich eine Änderung eintritt – alles für den Betroffenen tut, um die gewünschten Vorbedingungen zu erfüllen. Der Suchtkranke wird währenddessen sein altes Verhalten beibehalten, da er ja nun schon seine Bereitschaft, Hilfe annehmen zu wollen, großzügig bekannt hat – nur den Zeitpunkt hat er noch nicht festgelegt; und ehe man sich's versieht, versinken alle wieder in der altbekannten Lethargie.

In seinem Buch »Hilfe für Alkoholiker« beschreibt Helmut Harsch die »gezielte Intervention«, die es ermöglicht, den Leidensdruck des Suchtkranken in kurzer Zeit derartig zu erhöhen, daß er wirklich und ohne Vorbehalte einer Therapie zustimmt: Zwei oder drei Wochen lang müssen alle Personen aus der nächsten Umgebung des Alkoholikers ihre Beobachtungen notieren. Dabei ist es wichtig, sich an Fakten – nicht an vage Eindrücke – zu halten. Diese Liste wird nach Ende der Frist dem Alkoholkranken gemeinsam vorgetragen, damit er lernt, die Welt und sich selbst durch die Augen seiner Mitmenschen wahrzunehmen und auf diese Weise das Ausmaß seiner Unverantwortlichkeit deutlich zu erkennen. Erst wenn es gelungen ist, diese Einsichten zu vermitteln, gibt es eine gemeinsame Basis, von der aus Patient und Arzt weiterarbeiten können.

Ist der Entschluß zur Therapie erst einmal gefaßt, entwikkelt der vormals so apathische Suchtkranke häufig eine ungewöhnliche Geschäftigkeit und setzt alle Hebel in Bewegung, um schnellstmöglich Hilfe zu erhalten. Dabei sollte zweierlei berücksichtigt werden: Einerseits ist die Ausrichtung auf unmittelbare Befriedigung der eigenen Bedürfnisse eine typische Eigenschaft des Alkoholkranken. Andererseits hält die Entschlossenheit meistens nicht lange an, so daß es in der Tat zweckmäßig ist, den Entwöhnungswilligen so bald wie möglich in einer entsprechenden Einrichtung unterzubringen.

Auch hierbei kommt die Kurzzeittherapie dem Patienten entgegen. Zum einen entspricht sie dem Wunsch, die Sucht so schnell wie möglich zu überwinden. Zum anderen ist eine solche Einrichtung aufgrund ihres höheren Durchsatzes wesentlich eher aufnahmefähig als jede Langzeitklinik. Eine Halbjahresklinik mit 100 Betten kann 200 Patienten im Jahr versorgen. Eine Klinik mit 15 Betten und einer dreiwöchigen Behandlungsdauer kann dagegen jährlich 260 Patienten aufnehmen – und das bei ungleich geringerem Kosten- und Personalaufwand!

Die Drei-Wochen-Kur

Wenn der Alkoholkranke sich nach einem langen und qualvollen Prozeß endlich zu einer Therapie entschlossen hat, beginnt die nicht minder schwierige Suche nach geeigneter Hilfe.

Üblicherweise führt der Weg zunächst einmal zum Hausarzt oder zur örtlichen Suchtberatungsstelle. Beide bemühen sich um ein Bett im nächsten Krankenhaus, wo der Patient »entgiftet« wird, d. h. er muß in der Regel zwei bis drei Wochen im Krankenhaus bleiben, wo ihm Medikamente zur Verhinderung eines möglichen Deliriums verabreicht werden. Die Rate der Patienten, bei denen es tatsächlich zur Entwicklung eines Deliriums kommt, liegt allerdings unter 3 %, so daß eine solche vorsorgliche Therapie meistens überflüssig ist und die Patienten in etwa 15 % aller Fälle sogar mit einer zusätzlichen Medikamentenabhängigkeit belastet werden. Im Anschluß an diese rein medikamentöse Behandlung sollte der Suchtkranke umgehend in eine Rehabilitationseinrichtung verlegt werden, in der die eigentliche Entwöhnungsbehandlung erfolgt, die normalerweise mehrere Monate dauert. In der Praxis muß aber mit einer langen Wartezeit gerechnet werden, die der Alkoholiker mit der Teilnahme an einer Selbsthilfegruppe überbrücken muß. Auf diese Weise kommt es immer wieder zu der unbefriedigenden Situation, daß der Patient nach einem halben Jahr der Abstinenz und aktiven Gestaltung seines Lebens wie ein gerade entgifteter Alkoholiker behandelt wird. Ebenso häufig kommt es vor, daß der Patient in der Zwischenzeit wieder rückfällig wird und die ganze Prozedur wieder von vorne beginnen muß.

Wer nach Hilfe sucht, möchte diese Hilfe sofort erhalten, innerhalb eines erträglichen Zeitraums und ohne daß sein ganzes soziales Umfeld davon in Mitleidenschaft gezogen wird. Ein immer wieder geäußerter Grundsatz der Suchttherapie und der Sozialarbeit lautet, daß der Patient »da abgeholt werden soll, wo er ist«, d. h. es soll für jeden Patienten ein individuelles Angebot gemacht werden, welches den Einstieg in ein suchtfreies Leben erleichtert. Die strikte Trennung von Entgiftung und Entwöhnung leuchtet weder dem Patienten noch den Angehörigen ein. Statt dessen sollte dem »ganzen« Menschen auch eine ganzheitliche Therapie angeboten werden.

Die Therapiedauer von drei Wochen ist das Ergebnis von langjährigen Erfahrungen der Bäderheilkunde, durch die belegt werden konnte, daß ein Mensch mindestens diesen Zeitraum benötigt, um sich auf eine neue Situation einzustellen und neue Lebensformen zu akzeptieren. Darüber hinaus läßt sich eine dreiwöchige Spanne problemlos in den jährlichen Urlaubsplan einbauen, ohne daß es zu unangenehmen Diskussionen kommt.

Die Einsicht, daß auch die Sucht eine Erkrankung ist, die man nicht verstecken muß – daß es »keine Schande ist, krank zu sein, aber eine Schande, nichts dagegen zu tun«, wie es in einer Broschüre der Anonymen Alkoholiker heißt – beginnt sich bei dem Patienten gewöhnlich erst während der Therapie durchzusetzen und kann nicht schon vorher zur Bedingung gemacht werden.

Eine Kurzzeittherapie setzt die Einsicht des Alkoholkranken voraus, daß er unfähig ist, Alkohol in einer gesellschaftlich akzeptierten Weise zu konsumieren. Sie basiert auf *völliger* Freiwilligkeit. Durch den Verzicht auf jegliche Kontrolle und das damit begründete Vertrauensverhältnis werden dem Gast der Institution seine Selbstverantwortung und Würde wiedergegeben. Die »Alkoholentwöhnung Lohne« ist Bestandteil der Kleinstadt und keine abgegrenzte »Anstalt«, in der sich nur »Sonderlinge« aufhalten. Der Alkohol- oder Medikamentenabhängige wird als Hilfesuchender und Gast begrüßt und behandelt – nicht als Außenseiter der Gesellschaft. In der therapiefreien Zeit kann sich jeder Patient völlig frei und ohne Aufsicht bewegen, so daß er nicht in eine Außenseiterrolle gedrängt wird.

Diese Rahmenbedingungen, die von den Patienten allgemein als sehr angenehm empfunden werden, haben mit dazu beigetragen, daß die Rückfallquote während der Therapie unter 3 % beträgt.

Die Therapie stützt sich auf drei Säulen, die im folgenden einzeln besprochen werden:

1. Naturheilverfahren,
2. Psychotherapie,
3. Nachsorge und Selbsthilfegruppe.

1 Naturheilverfahren

Selbstverständlicher Grundsatz jeder Behandlung von Suchtkranken sollte die Vermeidung einer zusätzlichen Abhängigkeit sein. Dennoch muß dem Alkoholkranken, der mit allen Erscheinungsformen des Krankheitsbildes zur Therapie kommt, rasch geholfen werden, seine körperliche Unversehrtheit wiederherzustellen.

Der Abhängigkeitskranke braucht nicht nur die Möglichkeit, seine psychische Stabilität wiederzuerlangen, sondern er hat auch das Recht, sich körperlich so rasch wie möglich wieder wohl zu fühlen. Das körperliche Wohlbefinden trägt sehr wesentlich zur Mitarbeit des Patienten und raschen Stabilisierung des Genesungsprozesses bei.

Um die körperliche Wiederherstellung zu gewährleisten, werden die folgenden Naturheilverfahren angeboten und ggf. nach ärztlicher Verordnung angewandt:

- Akupunktur
- Biofeedback
- Lifetherm
- Massagen
- Chelattherapie
- Colon-Hydro-Therapie
- Ernährungsberatung
- Homöopathie
- Hypnose
- Ozontherapie
- Sauerstoff-Mehrschritt-Therapie
- Zelltherapie

Zur Routinetherapie jedes Alkoholkranken gehören Ozon-Eigenblut-Infusionen und Sauerstoff-Mehrschritt-Therapie, Biofeedback und Lifetherm als Lichttherapie.

Zur Erhöhung der mangelnden Sauerstoffkonzentration im Blut und zur Behandlung der Fettleber erhält der Patient Ozon-Eigenblut-Infusionen und eine konzentrierte Sauerstoffbeatmung in Verbindung mit einem Vitamin-C-Magnesium-Getränk.

Der gestörte Schlafrhythmus und die Unfähigkeit, Streß angemessen zu verarbeiten, werden mit dem respiratorischen Biofeedback nach Prof. Leuner behandelt, wobei ein unbewußter Reflex trainiert wird, der bei Aufregung automatisch eine ruhigere Atmung und eine langsamere Herzfrequenz bewirkt. Dieses Verfahren wird zusätzlich durch eine Hypnosekassette verstärkt, welche dem Patienten Mut und Selbstvertrauen vermittelt.

Die melancholischen bis depressiven Verstimmungen, die mit dem Entzug oft einhergehen, werden durch eine Lichttherapie – Lifetherm – mit täglich bis zu 3 000 Lux gelindert, der insbesondere im Winterhalbjahr große Bedeutung zukommt.

Der jahrelange Alkoholmißbrauch führt zudem durch eine Schwächung der körpereigenen Abwehrkräfte häufig zu Erkältungen, Hauterkrankungen, Magen-, Darm- und Konzentrationsstörungen, die sich sehr gut mit Thymusextrakten-THX, Colon-Hydro-Therapie (Darmwäsche) oder EDTA-Infusionen (zur Verbesserung der Durchblutung und Entfernung von Umweltgiften) behandeln lassen.

2 Psychotherapie

Während der gesamten Therapiedauer nimmt der Patient täglich an einer Gesprächsgruppe teil, wo er sich selbst im Spannungsfeld seiner Mitpatienten erlebt. Seine individuellen Verhaltensweisen werden von der Gruppe widergespiegelt, was ihm Einsichten in eigene Schwächen sowie zunehmende Handlungskompetenz bei Spannungen und Frustrationen vermittelt.

In Ergänzung hierzu dienen Einzelgespräche der Aufarbeitung von Spannungen und depressiven Rückzügen. Dabei werden individuelle Konfliktsituationen besprochen und persönliche Defizite aufgedeckt, die anschließend in der Gruppe bearbeitet werden können. Die Einzeltherapie bietet aber auch Möglichkeiten zu Gesprächen unter Einbeziehung des Partners, um das Gespräch innerhalb der Beziehung in Fluß zu bringen, wodurch der Alkoholkranke und sein Partner einen spannungsfreieren Umgang miteinander erlernen.

Die psychotherapeutische Behandlung wird in drei Schritten von je einer Woche Dauer durchgeführt, die aufeinander aufbauen. Der Vertiefung und Begleitung des Heilungsprozesses dienen tägliche Vorträge, die dem Patienten umfassende Informationen über das Suchtgeschehen und die daraus resultierenden Störungen vermitteln. Der Patient soll in die Lage versetzt werden, sein Krankeitsbild kompetent zu beurteilen und daraus für sich verbindliche Schlüsse zu ziehen. Die Kurzvorträge sollen Diskussionen anregen und zur eigenen Standortbestimmung beitragen.

2.1 Aufarbeitung der Vergangenheit (1. Woche)

- Lebensbericht und Klärung der Schuldfrage
- Entwicklung und Auswirkungen der Alkoholkrankheit
- Entwicklung des Alkoholismus in Familie und Beruf
- Alkoholismus als Beziehungsstörung
- Sucht als Ausdruck innerer Unordnung

Der Schwerpunkt dieser Vorträge liegt darauf, daß der Abhängige erkennt, was ihm in der Vergangenheit gefehlt hat, und lernt, darüber zu sprechen, um inneren Abstand nehmen zu können. Im Spannungsfeld zwischen seinen Wünschen und den Verboten des Gewissens hat sich der Suchtkranke eine illusionäre Welt geschaffen. Er muß also lernen, sich wieder realitätsbezogen zu verhalten. Wichtig hierfür ist der Wille, nicht mehr in der Vergangenheit, sondern in der Gegenwart zu leben. Wer stets zurückblickt, hat keine Zukunft!

2.2 Erkennen der Gegenwart (2. Woche)

- Die Position des Alkoholkranken in Familie und Beruf
- Geistig-körperlich-seelischer Status
- »Sie sind nicht allein!« – Erarbeitung neuer sozialer Bezüge
- Von der Pulle zur Pille – andere Suchtformen
- Sexualität und Alkohol

Der Suchtkranke nimmt die Gegenwart häufig kaum mehr wahr. Statt dessen lebt er in den Phantasiegebilden seiner

Vergangenheit oder in einer – abhängig von der jeweiligen Stimmung – als paradiesisch oder beängstigend empfundenen Zukunft. Meist ist er jedoch in Wahrheit weder so heruntergekommen, noch strotzt er so vor Tatkraft, wie er selbst es sich einbildet. Es ist daher erforderlich, den Patienten die Gegenwart in einer Weise erfassen zu lassen, die sich mit seinem Umfeld vereinbaren läßt.

2.3 Vorbereitung auf die Zukunft (3. Woche)

- Die Zukunft liegt im Heute: trocken für einen Tag
- Vergebung ist der Schlüssel zum Glück
- Bearbeitung von Rückfallursachen – Alkohol und Medikamente
- Die Notwendigkeit der Selbsthilfegruppe
- »Wer ist der Konstrukteur Ihres Lebens?« – Erarbeitung eines Lebensplans

Auf der Grundlage eines klaren Bildes dessen, was in der Vergangenheit geschehen ist, sowie durch eine sachgerechte Analyse seines gegenwärtigen Zustands kann der Suchtkranke nun mit neugewonnenem Selbstvertrauen positiv an seiner Zukunft arbeiten. Er lernt, daß die wichtigste Voraussetzung hierfür ein suchtmittelfreies Leben ist. Deshalb wird er künftig auf mögliche Rückfallgefährdungen achten und sorgfältiger mit sich umgehen. Er wird lernen, »nein« zu sagen – nicht nur zum Alkohol, sondern zu allen Überforderungen des täglichen Lebens –, und schließlich bereit sein, wieder Verantwortung für sich zu übernehmen.

3 Nachsorge und Selbsthilfegruppe

Nach Wilhelm Feuerlein gilt heute allgemein der Satz: »Eine Entwöhnungsphase ohne Nachsorge- und Rehabilitationsphase ist fast wertlos.« Die wesentliche Aufgabe der Nachsorge ist die Bearbeitung von Rückfallgefährdungen. Durchgängiges Prinzip ist hierbei die Anleitung zur Selbsthilfe, d. h. dem Patienten werden Fähigkeiten zur eigenverantwortlichen Regulierung seiner sozialen, beruflichen oder finanziellen Angelegenheiten vermittelt, wobei es vermieden wird, ihm die Verantwortung für seine Handlungen abzunehmen.

Im Rahmen der Intervalltherapie kommt der Teilnahme an Selbsthilfegruppen besondere Bedeutung zu. Deshalb ist deren Besuch für den Patienten obligatorisch. Im übrigen erhält jeder Patient eine Broschüre mit Kurzbeschreibungen der bekanntesten Selbsthilfeorganisationen. Beim Besuch einer derartigen Gruppe ist entscheidend, daß der Alkoholabhängige sich nicht nur als passiver Konsument einer Veranstaltung erlebt, sondern sich vielmehr als aktives Mitglied beteiligt.

Bereits bei der Aufnahme in die »Alkoholentwöhnung Lohne« werden zwei Nachsorgetermine vereinbart. Der erste ist dreitägig und findet etwa sechs Wochen nach der Entlassung statt. Nach einem Jahr nimmt der Patient dann noch einmal eine Woche lang an einem umfassenden Therapieprogramm teil, wobei Beziehungsprobleme, die sich aus der Abstinenz ergeben haben, und mögliche Rückfallgefährdungen besonders berücksichtigt werden.

Die Aufklärung über mögliche Rückfallursachen ist Schwerpunkt der Intervalltherapie; auch Kriseninterventionen in Form von Beratungen und Gesprächen mit Angehörigen oder Arbeitgebern sind jederzeit möglich.

Ein besonderer Schwerpunkt der Therapie ist die Einbeziehung der Angehörigen und gegebenenfalls auch der Arbeitgeber. Aus diesem Grund wird an jedem Samstag ein Seminar angeboten, an dem mindestens ein Familienmitglied oder ein Vertreter der Arbeitgeberseite des Betroffenen teilnehmen sollte. Dabei werden folgende Problemkreise angesprochen:

- Alkoholismus und/oder Medikamentenabhängigkeit als Familienkrankheit
- Krankheitsverlauf und Möglichkeiten der Genesung
- Können Angehörige helfen? Brauchen Angehörige Hilfe?
- Abbau des Co-Alkoholismus
- Welche Erwartungen haben die Partner?
- Welche Änderungen ist der einzelne bereit an sich vorzunehmen?

Übergeordnetes Ziel ist es, daß Angehörige und Patienten lernen, wieder miteinander zu sprechen, d.h. sich dem anderen mitzuteilen und ihm zuzuhören.

Die gesundheitlichen Auswirkungen der Alkoholkrankheit

Die Ursache der Alkoholkrankheit ist im Grunde genommen dem ärztlichen Zugriff entzogen; der Arzt kann lediglich die Auswirkungen behandeln. Ein Übermaß an Alkohol führt zu einer Fülle von Folgeerkrankungen, die ich im folgenden kurz zusammenfassen will.

Alkohol gelangt bekanntlich durch den Mund in den Körper, und die meisten Alkoholiker rauchen zudem sehr viel. Diese Kombination erhöht das Risiko, an Krebs zu erkranken, ganz erheblich und kann auch zur Schädigung des Immunsystems führen. Aus demselben Grunde leiden Alkoholiker auch nicht selten an Bronchialkarzinomen.

Der über einen langen Zeitraum trinkende Alkoholiker wird anfällig für Erkrankungen im gesamten Bereich des Verdauungstraktes, der nun mal im Mund beginnt. Es kommt vermehrt zu Krebs im Zungenbereich, in der Speiseröhre, im Magen, Zwölffingerdarm, Dünn- und Dickdarm und auch am After. Dort finden sich häufig Hämorrhoiden, die wiederum oft mit einem gestörten Leberkreislauf zusammenhängen.

Alkoholiker erkranken teilweise auch an Skorbut, einer Vitamin-C-Mangelerkrankung, die sich u. a. in einem schadhaften Gebiß äußert; Zahnärzte wissen ein Lied davon zu singen. Auch hier spielen mehrere Faktoren zusammen – das fehlende Interesse des Alkoholikers an Hygiene, die Angst vor der Reaktion des Zahnarztes, der ihn auf seine »Fahne« ansprechen könnte, und schließlich die schlechte Ernährung. Der Alkoholiker neigt zur »Bulettenesserei«, d. h. er stopft irgend etwas in seinen Magen, um diesen so weit zu beruhigen, daß er wieder trinken kann. Dieses Nahrungsmittel darf weder zu heiß noch zu kalt sein, da ihm starke Temperaturschwankungen unerträglich sind, aber es muß scharf gewürzt sein, weil die Geschmackspapillen auf dem Zungengrund abgestumpft sind. Deshalb neigen die meisten Alkoholiker dazu, alle lauwarmen Speisen scharf gewürzt zu sich zu nehmen, um wieder eine Grundlage für mehr Alkohol zu bekommen. Auf Gemüse und Salate – also vitaminreiche Nahrung – legen sie kaum Wert.

Des weiteren kann es bei Alkoholikern zu Oesophagusvarizen kommen. Das sind Krampfadern in der Speiseröhre, die platzen können und dann eine lebensbedrohliche Erkrankung darstellen. Das geschluckte Blut mischt sich im Magen mit der Magensäure zu einer schwarzen Suppe, die im Schwall erbrochen wird.

Zudem hat fast jeder Alkoholiker zumindest einmal eine Gastritis, eine Magenschleimhauterkrankung, durchgemacht. Diese kann in ein Magengeschwür übergehen, welches wiederum durchbrechen bzw. sich zu einem Magenkarzinom entwickeln kann.

Das Hauptleiden des Alkoholikers ist aber zweifelsohne die Lebererkrankung, also die Fettleber und später die Leberzirrhose. Bei der Fettleber sind die Leberzellen mit Fett gefüllt, was durch eine gesunde Lebensweise und entsprechende Behandlung wieder geheilt werden kann. Die Verfettung tritt aufgrund von Sauerstoffmangel auf, da Alkohol ein großer Sauerstoffräuber ist. Wer viel Alkohol trinkt, braucht mehr Sauerstoff, als dem Körper natürlicherweise zur Verfügung steht. Aus diesem Grunde sind Ozonbehandlungen und die Sauerstoff-Mehrschritt-Therapie wichtige Bestandteile meiner Behandlung.

Die Leberzirrhose hingegen ist eine unheilbare Schädigung. Dabei kommt es zu einem Umbau des Lebergewebes in Bindegewebe, so daß die Leber ihre Funktion als Entgiftungsorgan nicht mehr erfüllen kann und der Tod eintritt – es sei denn, der Alkoholmißbrauch wird sofort eingestellt.

An 60 % aller tödlichen Verkehrsunfälle sind Alkoholiker bzw. alkoholisierte Personen beteiligt. Etwa der gleiche Prozentsatz gilt bei Arbeitsunfällen mit tödlichem Ausgang. Während wir uns über die Zahl von 2 000 Drogentoten aufregen, haben wir in Deutschland Jahr für Jahr etwa 40 000 Alkoholtote zu beklagen!

In der Gynäkologie ist es eine allgemein bekannte Tatsache, daß Frauen im gebärfähigen Alter durch Alkoholmißbrauch ihre Regel verlieren, was man als Lager-Amenorrhöe bezeichnet. Man weiß, daß Frauen in Gefängnissen oder Konzentrationslagern ihre Menstruationsblutung verloren haben – bei den miserablen hygienischen Zuständen eine sinnvolle Selbstschutzmaßnahme des Körpers. Alkoholikerinnen führen gewissermaßen Krieg gegen ihren eigenen Körper und verlieren mit ihrer Periode die Fähigkeit, schwanger zu werden.

Alkoholmißbrauch kann besonders in den ersten drei Monaten der Schwangerschaft auch eine Alkoholembryopathie bewirken, also eine Fehlentwicklung des Kindes. Das Neugeborene kommt mit einer Lippen-, Kiefer- oder Gaumenspalte zur Welt, einem Herzfehler, schrumpliger Haut, einer fliehenden Stirn oder einem fliehenden Kinn. Sehr häufig leiden diese Kinder unter Nervosität, massiven Konzentrationsstörungen und allen anderen Anzeichen des Entzugs. Das kann im Verlauf der ersten 15 Lebensjahre wieder ins Lot kommen, aber in vielen Fällen müssen diese Kinder für die Trinkexzesse ihrer Mutter ein Leben lang bezahlen.

Eine Hauterkrankung, die bei Alkoholikern häufig zu beobachten ist, ist die Schuppenflechte, die zwar nicht unmittelbar mit dem Alkoholmißbrauch zusammenhängt, sich aber durch die Schwächung des Immunsystems leichter einnisten kann. Wer also schon eine Schuppenflechte hat, bei dem wird sie sich durch das Trinken deutlich verschlechtern.

Ich habe auch schon erlebt, daß sich Alkoholiker die Hüftgelenke kaputtsaufen und es zu einer völligen Gelenkversteifung kommt, was möglicherweise auf eine Versorgungsstörung des Hüftgelenkkopfes zurückzuführen ist.

Ein ganzes Buch ließe sich über die mit dem Alkoholismus einhergehenden neurologischen Störungen schreiben, z. B. die »Parkbanklähmung«, bei der ein Betrunkener, der sich im Rausch ja nicht bewegt, den Arm über eine Lehne oder ein Geländer legt und nach dem Erwachen die Hand nicht mehr bewegen kann. Noch gravierender ist die Polyneuropathie – eine sehr schmerzhafte Erkrankung, die mit einem Ameisenkribbeln in den Beinen beginnt und den Alkoholiker schließlich an den Rollstuhl fesseln kann. Auch Schwankschwindel, Unfähigkeit, die Höhe von Bordsteinen oder Treppenstufen zu beurteilen, und Konzentrations- und Koordinationsstörungen können als Folge übermäßigen Alkoholkonsums eintreten.

Langjähriger Alkoholmißbrauch kann zu einer portokavalen Enzephalopathie – einer Hirnschädigung – führen, da die Leber ihre Aufgabe als Entgiftungsorgan nicht mehr angemessen erfüllen kann und im Darm gebildete Eiweißgifte nicht mehr aus dem Blut ausgeschieden werden. Die Folge ist eine Erhöhung des Ammoniakspiegels im Blut, die Müdigkeit, Antriebsschwäche und psychische Veränderungen bewirken kann. Einige der Kranken werden regelrecht kindisch und können den Sinn einer Abstinenz gar nicht mehr begreifen. Im Gegensatz zu der sonst üblichen stationären Lactulose-Behandlung erhalten die Patienten der »Alkoholentwöhnung Lohne« in solchen Fällen insgesamt etwa 20 EDTA-Infusionen mit je 2 ml Vitamin-B-Komplex, 10 ml Magnesium und 5 g Vitamin C sowie an jedem zweiten Tag eine Darmwäsche. Zudem wird in dieser Zeit eiweißfreie Kost empfohlen.

Als erfreuliches Resultat dieser Behandlung ergab sich, daß die Ammoniakwerte um über 80 % gesenkt wurden und die Hirnschädigung zur Heilung gebracht werden konnte.

Ein besonders betrübliches Kapitel sind die psychischen Erkrankungen. Es beginnt mit einer Gedächtnisstörung, wie Sie

sie vielleicht schon selbst erlebt haben – einem »Filmriß«. Diese Gedächtnisstörung ist schon deswegen besonders unangenehm, weil es sich dabei nicht nur um den üblichen Konzentrationsmangel eines Betrunkenen handelt. Es fehlt wirklich ein Teil des Lebens, den sich der Trinker selbst dann nicht mehr völlig zu eigen machen könnte, wenn er sich alle Ereignisse haarklein nacherzählen ließe. Es ist so, als hätte jemand einige Seiten aus dem Lebensbuch des Alkoholikers herausgerissen und verbrannt – diese Zeit ist unwiederbringlich verloren. Ein solcher »Filmriß« kann unterschiedlich lange dauern, von wenigen Minuten bis zu mehreren Tagen. Ich hatte einmal einen Patienten, der zum Entzug in das Bundeswehrlazarett in Koblenz eingewiesen wurde und von dort verschwand. Er wußte später nur noch, daß er sich in sein Auto gesetzt hatte und in Richtung Norden gefahren war. Aufgewacht ist er drei Tage später – in Helsinki! Versuchen Sie einmal, sich vorzustellen, was dieser Mann für Ängste ausgestanden hat, als er in einer völlig fremden Umgebung aufwachte!

Das nächste Stadium ist das Korsakow-Syndrom – eine dauerhafte Gedächtnisstörung, die unheilbar ist. Menschen, die unter dieser Krankheit leiden, wissen nicht mehr, wann sie geboren sind, wie sie heißen, wie ihre Kinder heißen oder wo sie wohnen. Sie müssen stationär untergebracht werden, weil sie schließlich sogar das Essen und Trinken verlernen.

Besonders grausam ist das Delirium, welches beim Entzug auftreten kann. Es sind nicht immer die sprichwörtlichen weißen Mäuse, die den Patienten plagen, sondern es können auch unbeschreibliche schwarze Tierchen sein, die in seinen Mund zu kriechen versuchen und die er mit panischen Handbewegungen abzuwehren versucht.

Ein Delirium tritt häufig in heftigen Schüben auf und kann durchaus groteske Formen annehmen. Oftmals ist es mit einem unbändigen Bewegungsdrang verbunden. Ich erinnere mich an einen Patienten, der sich einbildete, daß er mit seinem Hund an der Leine spazierenging. Eines Tages fragte er die Nachbarn, ob sie seinen Hund gesehen hätten. Hatten sie natürlich nicht, denn es gab ja weder einen Hund noch eine Leine. Schließlich kam der Patient auf die Idee, daß der Hund hinter die Dusche gekrabbelt sein müsse; also montierte er die Dusche kurzerhand ab.

Es kann dem Betroffenen auch passieren, daß er Blut aus der Wand spritzen sieht, daß grüne Männchen um ihn herumschwirren oder daß er anfängt, nicht existente Spinnweben zu fangen. Ein Delirium tritt zwar nur bei weniger als 3 % der behandlungsbedürftigen Alkoholiker auf, kann dann aber einen schweren Verlauf nehmen. Es geht häufig mit einer Schädigung des Gehirns einher und kann aufgrund der fürchterlichen Angstzustände und der damit verbundenen Belastung des Kreislaufs sehr wohl zum Tode führen.

Eine weitere Komplikation ist der alkoholtoxische Krampfanfall drei Tage nach dem letzten Schnaps, der vornehmlich bei Spiegeltrinkern auftritt. Er ähnelt einem epileptischen Anfall – alle Muskeln versteifen sich, die Zähne sind aufeinandergepreßt, der Patient läuft blau an, und Schaum steht ihm vor dem Mund. Nur sehr schnelles und gezieltes Handeln kann in einem solchen Fall noch Hilfe bringen.

Ein noch schlimmeres Los trifft diejenigen Alkoholiker, die an der Wernicke-Enzephalopathie erkranken, einer Erweichung des Hirngewebes. Diese Menschen sind im Grunde genommen nicht mehr lebensfähig. Sie werden im Krankenhaus auf Torfballen aufgebettet, die täglich abgespült und neu aufgeschüttet werden. Sie haben keinerlei Kontrolle mehr über ihre Körperfunktionen und verbringen den Rest ihres Lebens in Bewußtlosigkeit. Auch sie waren einmal Professoren, Manager und Top-Sekretärinnen und hatten geglaubt: »Mir kann nichts passieren!«

Es gibt kein Gebiet der Medizin, welches nicht mit den Folgen der Alkoholkrankheit zu kämpfen hätte.

Alkoholismus als Beziehungsstörung

Alkoholismus geht in der Regel mit erheblichen Beziehungsstörungen einher. Hierbei hat es sich als sinnvoll erwiesen, sechs Beziehungsebenen zu unterscheiden:

1. Die Beziehung zum eigenen Selbst
2. Die Beziehung zur Familie
3. Die Beziehung zum weiteren Freundeskreis
4. Die Beziehung zur Arbeit
5. Die Beziehung zur Umwelt und zur Gesellschaft
6. Die Beziehung zu Gott

1. Die Beziehung zum eigenen Selbst

Der Verlust von Selbstvertrauen und Selbstachtung kann u. a. zur körperlichen Verwahrlosung führen: »Warum soll ich mich pflegen – verkommen, wie ich ohnehin schon bin? Ich habe doch nichts mehr zu verlieren!«

Ungepflegte Haar- und Barttracht und schlampige Kleidung sowie mangelhafte Zahn- und Körperhygiene sind aber nur die äußeren Zeichen einer Selbstaufgabe, deren drastischste Auswirkungen psychischer Art sind und die bis zur Schizophrenie führen kann.

Denken Sie an den Zustand des Deliriums, wie ich ihn im vorangegangenen Kapitel geschildert habe: Da durchlebt ein Alkoholkranker Situationen, die zwar nur in seiner Vorstellung existieren und niemandem sonst zugänglich sind. Für ihn selbst sind sie aber absolut real und allzuoft außerordentlich beängstigend. Wenn Sie also beispielsweise als Angehöriger einer alkoholkranken Frau nach Hause kommen und diese im Abendkleid vor einer festlich gedeckten Tafel für zwölf Personen treffen und die Frau sich offenbar mit einer ganzen Schar von Gästen lebhaft unterhält, obwohl Sie weit und breit keinen anderen Menschen sehen können, so ist dies zweifellos eine außerordentlich gespenstische Szene. Diese Frau hat sich von der Realität vollkommen abgelöst und lebt in einer gänzlich von ihr halluzinierten Welt.

Diese Bezugslosigkeit kann sich in milderer Form als Orientierungslosigkeit äußern: Der Alkoholiker vergißt, wo er sich befindet oder welche Tageszeit er gerade durchlebt. Tag und Nacht spielen keine Rolle mehr für ihn, weil er sich zu ihnen in kein Verhältnis mehr setzen kann.

2. Beziehung zur Familie

Ganz gleich, ob der Alkoholiker in einer einfachen Zweierbeziehung lebt oder in einer Großfamilie, seine Krankheit wird in seinem Umfeld deutliche Spuren hinterlassen.

In der Regel sind es die Ehepartner, die als erste bemerken, wenn sich das Trinkverhalten des anderen zu verändern beginnt, er sich unter dem Einfluß von Alkohol auffällig benimmt, unzuverlässig wird, Schwierigkeiten im Umgang mit Geld hat und aggressives oder rechthaberisches Verhalten an den Tag legt. Auch der sexuelle Bereich wird durch den Alkohol gestört, was sich in Form von Impotenz, Perversion oder sogar Vergewaltigung äußern kann.

Beziehungsstörungen zur Familie bedeuten aber auch Beziehungsstörungen zu den Kindern, die nicht mehr wissen, wie sie mit dem Alkoholkranken umgehen sollen. Einmal ist er der herumbrüllende, gewalttätige Vater, dann wieder das Häufchen Elend, das in der Ecke liegt und bedauert werden will. Ein anderes Mal macht er unverhältnismäßige Geschenke, für die man sich bedanken soll, dann wiederum versäuft er das Taschengeld seiner Kinder. Ein Vater, der verspricht, das Fahrrad zu reparieren und es dann in zerlegtem Zustand wochenlang stehenläßt, der verspricht, in den Zoo zu gehen, dieses aber immer wieder vergißt, der verspricht, bei den Hausaufgaben zu helfen, dann aber selbst die einfachsten Rechnungen nicht hinkriegt – wie soll sich ein Kind einem solchen Vater gegenüber verhalten?

Es wird deutlich, daß das Vertrauensverhältnis, auf dem jede normale familiäre Beziehung ruhen muß, durch die Auswirkungen des Alkoholismus grundlegend gestört wird.

3. Die Beziehung zum weiteren Freundeskreis

Der fortgeschrittene Alkoholiker braucht sich nicht mehr zu verabreden, weil er sicher ist, daß er die Verabredung nicht einhalten wird, nicht einhalten kann. Das führt dann letztendlich zu einer totalen Isolation der alkoholkranken Person. Im Extremfall läßt der Alkoholiker die Rolläden herunter, zieht den Telefonstecker heraus, schließt die Türen ab und verstopft möglicherweise alle Ritzen, damit nur ja nichts von außen an ihn herankommen kann, nicht einmal die frische Luft. Er schottet sich weitestmöglich von seinen Mitmenschen ab und zieht sich völlig aus ihrem Wahrnehmungskreis zurück. Dafür gibt es auch wieder tausend Begründungen: »Die Welt ist mir völlig egal, sie ist ohnehin so abscheulich, ich will mich nicht damit beschäftigen!«

Der Außenwelt stellt sich der Fall allerdings genau umgekehrt dar: Das Verhalten des Alkoholikers wird immer abscheulicher, und er wird für seine Umwelt unerträglich. Deshalb beklagen sich die früheren Freunde auch nicht, wenn der Alkoholkranke aus ihrem Blickfeld verschwindet. Es gibt nur noch ganz, ganz wenige, die sich dann um ihn sorgen und die vielleicht bereit sind, die schmerzliche Aufgabe auf sich zu nehmen, ihn aus dieser Vereinsamung wieder zu befreien.

Als Arzt habe ich mehr als einmal gesehen, wie das bittere Ende solcher Isolation aussehen kann – wenn man die Leiche des Alkoholikers von der Schlinge abschneidet, ihn in seinem eigenen Erbrochenen erstickt auffindet oder tot in einer Wohnung liegend, aus der einem der Schnapsgestank entgegenschlägt.

Es stellt sich also fast immer eine nachhaltige Störung der Beziehungen zu Freunden und Kollegen ein – wobei man hier allerdings aufpassen muß, wer nun wirklich ein Freund und wer vielleicht nur ein Saufkumpan ist, der den Alkoholkranken noch tiefer ins Elend reißt. In jedem Falle kann man dem Alkoholiker sagen: »Wenn du noch einen oder zwei echte Freunde hast, dann kannst du dich reich nennen. Dann hast du noch viel! Diese Freunde werden zu dir halten und vielleicht als einzige hinter deinem Sarg hergehen. Den anderen bist du gleichgültig – die haben dich schon vergessen!«

4. Die Beziehung zur Arbeit

Es bleibt normalerweise nicht aus, daß sich langjähriger Alkoholmißbrauch bei der Arbeit auf nachteilige Weise bemerkbar macht – sei es, daß die Qualität der Arbeit nachläßt, die Konzentrationsfähigkeit oder die Gedächtnisleistungen. Der alkoholkranke Mitarbeiter kann sich keine Telefonnummern mehr merken oder kann die Aufträge nicht mehr begreifen, die er erledigen soll. Ständig läuft er mit einem Notizblock herum, wird den Kunden gegenüber unwirsch. Der Alkoholiker verliert Geld durch seine gedankenlosen Ausgaben, durch die mangelnde Qualität seiner Arbeit, Fehlzeiten und nicht wahrgenommene Chancen – in jedem Fall kann er seinen Aufgaben als Arbeiter oder als Chef nicht mehr gerecht werden. Er hat sich so weit heruntermanövriert, daß die Umgebung gerne auf ihn verzichtet: Er ist für seine Kollegen eine Null!

Natürlich folgen nun Abmahnungen, Disziplinarstrafen und irgendwann auch die Entlassung.

Man ist inzwischen zur Einsicht gelangt, daß viele Alkoholkranke, wenn sie nicht trinken, sorgfältige und verläßliche Arbeiter sind, die ihr Metier beherrschen. Viele Betriebe sind dazu übergegangen, Programme für Alkoholiker auszuarbeiten und sie wieder einzustellen, wenn sie Trockenheit nachweisen können. Andererseits ist es möglich, selbst einen Beamten wegen Trunksucht aus dem Dienst zu entfernen, auch wenn allgemein angenommen wird, Beamte seien unkündbar.

Die Beziehung des Alkoholikers zur Arbeitswelt ist in jedem Falle gestört; und um diese Störung zu beheben, muß die Schranke zwischen Arbeitswelt und Familie fallen und zwischen beiden Seiten ein Dialog über die Lage des Alkoholkranken ermöglicht werden. Erst dann kann durch eine Erhöhung des Leidensdrucks die für eine Rehabilitation nötige Motivation entstehen.

5. Die Beziehung zur Umwelt und zur Gesellschaft

Kaum einer der alltäglichen sozialen Kontakte des Alkoholikers bleibt von seiner Krankheit unbeeinträchtigt. Am offensichtlichsten tritt das vermutlich in seinem Verhältnis zur Polizei zu Tage. Wer betrunken Auto fährt, vielleicht gar in Schlangenlinien, der wird der Aufmerksamkeit der Ordnungshüter kaum lange entgehen. Viele Alkoholiker verlieren ihren Führerschein – was im übrigen auch nachteilige Folgen für den Arbeitsplatz nach sich ziehen kann.

Selbst zu so banalen Dingen wie dem Wetter kann der Bezug gestört sein – es erscheint dem Alkoholkranken höchstens als lästig, wenn einmal die Sonne scheint, obwohl ihm

Regen nicht weniger unangenehm ist. Ich selbst habe mich immer viel lieber im dunklen Keller aufgehalten als an der frischen Luft, auf Blumen habe ich weder Wert gelegt noch ihnen irgendwelche Beachtung geschenkt.

Auch die Tagesgeschehnisse und die Politik – das alles war mir ganz gleich! Meine gesamte Umwelt war mir egal geworden! Die Hauptsache war, ich hatte mein Bier oder meinen Schnaps! Ich hatte keinerlei Bezug mehr zur Umwelt; und wo sich soziale Kontakte nicht vermeiden ließen, nahmen sie für mich einen beklemmenden Charakter an. Zur Bank zu gehen oder Behörden aufsuchen zu müssen – das waren für mich beängstigende Situationen. Der Alkoholkranke trifft überall im Leben auf Zeichen seines persönlichen Scheiterns. Manche Alkoholiker haben schon Schwierigkeiten, sich am Bahnhof nach einem Zug zu erkundigen, weil sie am Schalter mit einem Beamten sprechen müssen.

6. Beziehung zu Gott

Es wird auch oft versucht, den Alkoholismus als eine Beziehungsstörung zum Vater – sei es zum irdischen oder zum himmlischen – zu erklären. Welche Rolle dieses Element tatsächlich spielt, ist wohl schwer zu bestimmen und von Fall zu Fall verschieden. Auffällig ist allerdings, daß die meisten Alkoholkranken die Bindung an den Vater entweder kraß ablehnen und mit den übelsten Ausdrücken belegen oder sie aber schwärmerisch verklären.

Natürlich hängt unsere Einstellung zur Religion zu einem erheblichen Teil von der Erziehung ab. Manche Menschen sind sehr streng kirchlich-religiös erzogen und buchstäblich in die Kirche geprügelt worden – was mit Sicherheit der beste Weg ist, einem Kind die Religion zu vergällen. Es kann aber auch sein, daß der Alkoholiker bewußt gegen die Kirche erzogen worden ist. Was immer beim einzelnen Patienten der Fall gewesen sein mag, er wird nicht darum herumkommen, einen eigenen Standpunkt zu beziehen. Selbst wenn man nicht an die Existenz einer höheren Macht glaubt, muß man diese Position zu begründen wissen. Das heißt, der Alkoholiker sollte darüber nachdenken und sich eine eigene Meinung erarbeiten. Zu was für einem Ergebnis seine Überlegungen ihn führen, spielt dabei eine nachgeordnete Rolle. Wichtig ist vor allem die Beschäftigung mit dem Thema und die Klärung der eigenen Perspektiven – und das gilt letztlich für alle Beziehungsebenen gleichermaßen.

Also: Die Beziehung zum Selbst, die Beziehung zur Familie, zu Freunden, zur Arbeitswelt, die Beziehung zur Umwelt und die Beziehung zu Gott – alle diese sechs Beziehungsebenen sollten bearbeitet werden. Wenn dies versäumt wird, dann kommen die alten Probleme irgendwann wieder auf den Tisch, und es besteht die große Gefahr eines Rückfalls. Wer einen Rückfall vermeiden will, der muß alle seine Beziehungen in Ordnung bringen.

Natürlich geht das nicht innerhalb von drei Wochen; dazu braucht man möglicherweise den Rest seines Lebens – aber man kann heute damit anfangen, nach dem Motto: Der längste Weg beginnt mit dem ersten Schritt!

Lebensbericht und Klärung der Schuldfrage

Zu Beginn der Therapie bitte ich meine Patienten, einen Bericht über ihr vergangenes Leben abzufassen. Dieser Lebensbericht dient der Klärung ihrer jeweils eigenen Lebensgeschichte. Welche Stationen waren von besonderer Bedeutung? Wo lagen wichtige Wendepunkte?

Unter dem Aspekt der Alkoholerkrankung betrachtet, kommt den einzelnen Ereignissen eine ganz andere Bedeutung zu als etwa in einem Bewerbungsgespräch. Bei einem Patienten war beispielsweise für mich besonders auffällig, daß dieser junge Mann mit einfacher Schulausbildung in ganz Europa Maschinen installiert hatte – völlig auf sich allein gestellt! Wochenlang wohnte er allein in Paris, Zagreb und anderswo und verpflegte sich selbst – und all dies ohne Kenntnis der jeweiligen Landessprache.

Er löste erfolgreich Probleme, mit denen andere Menschen seines Alters, die eine wesentlich bessere Ausbildung genossen hatten, hoffnungslos überfordert gewesen wären. Indem er sich dieser Fähigkeiten erinnerte, konnte er seinem Selbst wieder einen Wert beimessen und seinem Leben eine positive Wende geben.

Irgendwann im Verlauf seines Lebens hat der Alkohol Einfluß auf den Alkoholiker genommen, bis eines Tages die Alkoholabhängigkeit manifest war. Der Begriff »Alkoholismus« beschreibt einen Zustand, der eintritt, wenn ein Mensch über Jahre hinweg suchthaft Alkohol trinkt. Dabei sind die konkreten Mengen an Alkohol gar nicht von ausschlaggebender Bedeutung. Ich hatte in meiner Praxis beispielsweise Alkoholkranke, die täglich zwei Flaschen Bier tranken und sich selbst als Alkoholiker bezeichneten. Andere Menschen trinken eine ganze Flasche Schnaps am Tag und gelten im Sinne der medizinischen Definition nicht als alkoholkrank.

Der Patient soll seine Lebensgeschichte aufschreiben, damit er sich über bestimmte Punkte klar wird, über die er vermutlich noch nie nachgedacht hat. Es gibt kaum einen Alkoholiker, der nicht an der bleiernen Last seines schlechten Gewissens trägt. Ich versuche deshalb immer, meinen Patienten klarzumachen, daß sie viele Dinge geleistet haben, zu denen andere nicht in der Lage gewesen wären. Sie haben gelebt, und ihre Existenz auf dieser Erde war keineswegs sinnlos. Das muß sich nicht immer in klingender Münze bezahlt gemacht oder in Leistungsnachweisen geäußert haben. Jeder Mensch ist eine absolut einmalige Persönlichkeit; und wenn es ihn nicht mehr gäbe, würde er eine Lücke in dieser Welt hinterlassen.

Das bedeutet natürlich nicht, daß der Patient seine Biographie durch die rosarote Brille betrachten soll – aber er soll auch nicht von sich denken: »Ich bin der schlechteste Mensch unter der Sonne.« Er soll die vergangenen Ereignisse Revue passieren lassen, sie so akzeptieren, wie sie sich zugetragen haben, und sich von ihnen verabschieden. Diese Verabschiedung der Vergangenheit ist außerordentlich wichtig; denn solange der Alkoholiker sich nicht von ihr lösen kann, wird er seine Vergangenheit wie einen schweren Sack mit sich durch das Leben tragen – und das führt unweigerlich zu körperlichen und seelischen Schäden.

Eine kurze Geschichte mag Ihnen vielleicht klarer vor Augen führen, was ich meine:

Zwei Mönche ziehen über das Land, der eine groß und kräftig, der andere klein und schwach. Gegen Mittag gelangen sie an einen Fluß, an dessen Ufer ein hübsches Mädchen die Mönche bittet, es hinüberzutragen, da es sich fürchte. Der große Mönch zögert nicht lange und trägt das Mädchen auf seinen kräftigen Armen an das andere Ufer. Daraufhin beginnt der kleine Mönch zu schimpfen und zu zetern und wirft dem großen Mönch vor, er sei unkeusch geworden, weil er das Mädchen in seinen Armen gehalten habe. Als die beiden gegen Abend ihr Ziel erreichen und der kleine Mönch immer noch keine Ruhe gibt, sagt der große Mönch zu ihm: »Ich habe das Mädchen nur über den Fluß getragen – du aber trägst es immer noch!«

Es geht also darum, die Vergangenheit abzulegen – nicht zu verdrängen! Ansehen – segnen – und verabschieden. Wenn der Patient das tut, dann wird die Kraft, die er verloren geglaubt hatte, zu ihm zurückkommen, und er kann wohlgemut in die Zukunft gehen.

Ungeachtet der Tatsache, daß die meisten Alkoholiker ein schlechtes Gewissen haben, tragen sie dennoch nicht die Schuld an der Sucht. Etwa 95 % der erwachsenen Bevölkerung Deutschlands trinken Alkohol. Glücklicherweise werden nicht alle 95 % zu Alkoholikern – aber die 5 % der Alkoholkonsumenten, die dieses Schicksal erleiden, sind schon zu viele. Nein, wir Alkoholiker sind ebensowenig schuld an unserer Suchtentwicklung, wie es das Verdienst der übrigen 95 % ist, mit dem Alkohol anders umgehen zu können. Es gibt keine Berechtigung, auf uns herabzusehen. Es käme schließlich auch niemandem in den Sinn, einen Diabetiker wegen seiner Zukkerkrankheit zu beschuldigen.

Bei einem Alkoholiker, der um die Entwicklung seiner Sucht weiß, sich ihr aber nicht zu stellen bereit ist, liegt der Fall schon etwas anders. Wer schon mehrere Kuren hinter sich gebracht hat und dennoch weitertrinkt, den muß man zumindest als verantwortungslos bezeichnen.

Wenn wir das alles bedenken und bereit sind, die Verantwortung für unser Leben zu übernehmen, dann werden wir einen Mißbrauch unterlassen, von dem wir wissen, daß er schädlich für uns ist.

Ziel meiner Alkoholismustherapie ist nicht die Abstinenz, denn daß sie keinen Alkohol mehr trinken sollten, wissen meine Patienten schon lange, bevor sie nach Lohne kommen. Ziel der Behandlung ist eine Erneuerung ihres Denkens von Grund auf. Sie sollen in die Lage versetzt werden, sich von den eingefahrenen Denkschemata zu lösen, von denen sie seit Jahrzehnten beherrscht werden.

Die Tatsache, Alkoholiker geworden zu sein, mag sich für manche Menschen schließlich sogar als hilfreich erweisen, weil sie dadurch gezwungen werden, sich zu einem Zeitpunkt in ihrem Leben zu erneuern, an dem andere Menschen bereits völlig erstarrt sind. Ohne einen solchen Zwang würden sie solche Veränderungen vielleicht nie wagen. Meinen Patienten diese Erkenntnis zu vermitteln sehe ich als meine eigentliche Aufgabe an. Denn dann stehen sie wieder als Steuermann auf der Brücke ihres Lebensschiffes, anstatt in seinem lichtlosen Maschinenraum Kohlen zu schaufeln.

Entwicklung des Alkoholismus in Familie und Beruf

Den Statistiken zufolge beträgt die durchschnittliche Dauer vom ersten suchthaften Trinken bis zu dem Zeitpunkt, an dem eine Behandlung unumgänglich wird, bei Frauen etwa zehn, bei Männern zwölf Jahre. Wenn z. B. ein 56jähriger Patient behauptet: »Ich trinke seit eineinhalb Jahren«, dann muß man sich fragen, ob er nicht den größten Teil seiner alkoholischen Karriere ausgeblendet und nur die letzten eineinhalb Jahre gezählt hat, weil diese am dramatischsten waren.

Der Alkoholismus entwickelt sich zunächst einmal in der Familie und wird dort normalerweise auch zuerst auffällig. Familie und Beruf stellen heute zwei deutlich voneinander unterschiedene Sphären dar, zwischen denen kaum mehr ein Informationsaustausch stattfindet. Der Arbeitgeber hat in der Regel keine Ahnung, wie die familiären Verhältnisse seiner Angestellten aussehen; und umgekehrt weiß die Familie oft kaum etwas über den Arbeitsplatz. Das macht es dem Alkoholiker leicht, die beiden Seiten seiner sozialen Umgebung gegeneinander auszuspielen.

Zu Hause erklärt er, daß er in Arbeit schier ersticke. Der Arbeitgeber sei ein Leuteschinder, und die Mitarbeiter seien allesamt Halunken. Die Anforderungen seien wahnsinnig hoch, die Arbeit aber sei völlig unterbezahlt. Letztendlich sieht der Partner ein, daß es bei einem so furchtbaren Arbeitsplatz auch kein Wunder ist, wenn der andere etwas mehr als üblich trinkt, und daß es sicherlich besser ist, erst einmal nachsichtig zu sein.

Am Arbeitsplatz erzählt der Alkoholiker entsprechende Geschichten über die boshafte Ehefrau, die mißratenen Kinder, die scheußliche Schwiegermutter, die grauenhaften, finsteren

Wohnverhältnisse – kein Bad, sogar Schuhe putzen muß man selbst! – und so weiter und so fort. Und dem Arbeitgeber bleibt kaum etwas anderes übrig, als zu entgegnen: »Ja, wenn es zu Hause so dramatisch aussieht, kann ich nur zu gut verstehen, daß Sie schon mal einen über den Durst trinken!« – Man ist schließlich kein Unmensch.

So ist der Alkoholiker immer fein heraus und kann sich auf der jeweiligen Seite entsprechend aus der Verantwortung stehlen. Dieses Doppelspiel wird oft bis zum bitteren Ende durchgehalten, weil die Grenze zwischen Arbeit und Familie völlig undurchlässig bleibt. Es gibt heute leider nur noch ganz wenige Arbeitgeber, die den Mut haben, einfach mal zum Telefonhörer zu greifen und selbst mit dem Ehepartner zu sprechen, gegebenenfalls auch einmal vorbeizukommen. Häufig wird sich die Situation dann nämlich auf einmal ganz, ganz anders darstellen. Umgekehrt ist es oft so, daß sich der Ehemann bzw. die Ehefrau nicht traut, mit dem Arbeitgeber ein offenes Gespräch zu führen, weil die Befürchtung besteht, daß die Arbeitsstelle des Partners verlorengehen könnte.

Dazu ist zu sagen, daß kaum ein verantwortungsvoller Arbeitgeber einen alkoholkranken Mitarbeiter einfach entläßt, da er weiß, daß dieser Mensch gute Arbeit leisten kann, solange er nicht trinkt. Sehr viele Betriebe haben inzwischen ein gestuftes Konzept eingeführt, um Alkoholikern eine Chance zu geben, trocken zu werden und ihren Arbeitsplatz zu behalten. Grundlage für die erfolgreiche Umsetzung solcher Ideen ist natürlich das Wissen um die Hintergründe der Krankheit.

Der Alkoholiker sucht stets nach Gelegenheiten, etwas zu trinken, ist dabei in vielen Fällen durchaus charmant, witzig und temperamentvoll und schwingt sich vielleicht sogar zum Alleinunterhalter ganzer Geburtstags- und Hochzeitsgesellschaften auf. Das mag von den Angehörigen eine Zeitlang als witzig angenommen werden, aber nach einer Weile merken sie, daß die ganze Heiterkeit künstlich ist, daß man mit dem

Angetrunkenen über ernsthafte Dinge nicht mehr reden kann und daß er die Grenzen zur Peinlichkeit nicht mehr sieht.

Sobald ein Mensch, der zuviel trinkt, sich dieser Tatsache bewußt geworden ist, wird ihn nach jeder Flasche die Ahnung beschleichen, daß er sich selbst wieder untreu geworden ist. Er nimmt sich ja selbst vor: »Heute abend reiße ich mich zusammen, heute trinke ich höchstens zwei oder drei Biere!«; aber am nächsten Morgen war's dann doch wieder ein ganzer Eimer. Die immer größer werdende Scham über dieses Unvermögen läßt sich irgendwann überhaupt nur noch in betrunkenem Zustand ertragen.

Indessen übernehmen die Angehörigen die Verantwortung für den Alkoholiker. Das kann so weit gehen, daß sie für ihn reden, für ihn handeln, ja sogar für ihn denken. Dann kommt der Zeitpunkt, an dem der Alkoholiker selbst gar nichts mehr tut und nicht einmal mehr den Mund aufmacht – es sei denn, um Alkohol hineinzugießen.

Ich erlebe das immer wieder in bedrückender Weise, wenn ich einen Alkoholiker frage, wann die Kinder in die Schule gekommen seien oder wann er geheiratet habe. Er blickt seine Partnerin oder seinen Partner an – und der gibt die Antwort. Das ist ein deutliches Zeichen dafür, wie weitgehend der Alkoholiker die Verantwortung für sein Leben schon aufgegeben hat.

Nicht weniger schlimm sind die ewigen Entschuldigungen und Ausflüchte. Die Lügen untergraben auf Dauer jeden Rest an Vertrauen und führen dazu, daß die Angehörigen über ihr alkoholkrankes Familienmitglied denken: »Du lügst doch schon, wenn du nur den Mund aufmachst!« – Das ist auch kaum verwunderlich, wenn der Alkoholiker mit wehender Fahne beschwört, er habe nichts getrunken, oder zum tausendsten Mal hoch und heilig verspricht, nie wieder ein Glas anzurühren. Zwei Stunden später wird er dann mit der Flasche in der Hand erwischt und sagt: »Ich wollte ja nur mal sehen, wieviel noch drin ist.« Dabei ist es eigentlich nicht fair zu sagen, daß der Alkoholiker »lügt«. Er beschreibt vielmehr seine eigene Wirklichkeit, die sich allerdings erheblich von der Wirklichkeit seiner Umgebung unterscheidet. Daß seine Beteuerungen keineswegs leichtherzig sind, macht die Sache für ihn selbst nur noch schrecklicher.

Ernsthafte und ruhige Gespräche über das Alkoholproblem werden so durch verständlichen Zorn und persönliche Mißachtung zunehmend unmöglich, während sich in jedes Alltagsgespräch Doppelbödigkeit und Mißtrauen einschleichen. Der Alkoholiker vermeidet Gespräche über Alkohol und verbittet sich von vornherein jede Kritik an seiner Person. Er ist auch gar nicht mehr in der Lage, Kritik vernünftig und ehrlich zu betrachten. Daß an dem, was man ihm sagt, etwas dran ist, spürt er mehr als deutlich – also stößt er sich an der Verpakkung – daran, *wie* man es ihm sagt. Es heißt dann: »Du trinkst zuviel.« Und dieses Wort »zuviel« ist sogleich Anlaß für endlose Debatten, in denen sofort auf andere verwiesen wird, die doch noch viel mehr trinken ... Daß diese anderen ihren Alkoholkonsum aber möglicherweise besser unter Kontrolle haben, daß sie ihn vielleicht nicht vor ihrer Familie verstecken müssen – das alles soll dabei keine Rolle spielen.

Dann wird der Alkoholiker seinen Partner ständig angreifen und beschimpfen. Der Alkoholiker fühlt durchaus, daß sein Charakter auch Züge trägt, die alles andere als in Ordnung sind. Vielleicht ist er selbst nicht so reinlich, so pünktlich oder so ehrlich, wie er es von anderen Menschen erwarten würde. Dann wird er möglicherweise seine Frau, die ein Muster an Sauberkeit, Pünktlichkeit oder Aufrichtigkeit ist, beschimpfen, sie sei ein schlampiger, verlogener und herrschsüchtiger Hausdrachen. Die Frau versteht natürlich die Welt nicht mehr, da sie ihrem Mann niemals Anlaß gegeben hat, so etwas über sie zu denken. Der Grund für das Verhalten des Alkoholikers ist jedoch darin zu suchen, daß er unbewußt diese ungeliebten Teile seiner Persönlichkeit von sich abzuspalten versucht und sie auf seine Ehefrau projiziert, um so mit sich ins reine zu kommen. Natürlich funktioniert das nicht, aber das ist der Mechanismus, der sich hinter vielen grundlosen Anschuldigungen und Haßtiraden verbirgt.

Beim Alkoholiker stellen sich Erinnerungslücken ein; er verliert in vielen Angelegenheiten die Kontrolle über sich selbst. Vor allem aber wird er zum Spielball seiner Launen – der sprichwörtlichen Stimmungsschwankungen zwischen »himmelhoch jauchzend« und »zu Tode betrübt«. An einem Tag ist er der liebste Ehemann (bzw. die treusorgendste Mutter) der Welt, am nächsten ein regelrechter Wirtshausschläger, der seine Angehörigen tyrannisiert (oder eine biestige Xanthippe, die wegen jeder Kleinigkeit ein großes Gezeter anfängt). Er ist launisch und orientierungslos, womit die Kinder noch weniger klarkommen als die Erwachsenen. Einmal werden sie wegen irgendeiner Albernheit fürchterlich beschimpft, und dann wiederum bekommen sie aus einem ebenso nichtigen Grund plötzlich ein Fahrrad geschenkt.

Wie gesagt, vermeidet der Alkoholiker in zunehmendem Maße Gespräche über Alkohol, weil er befürchtet, er werde genau die Vorwürfe hören, die er sich im Grunde *selbst* macht. Sein unerbittlichster Ankläger ist er selbst – niemand beschimpft und verurteilt ihn so gnadenlos wie er selbst.

Die Angehörigen beginnen indessen allmählich an der eigenen Beobachtungsgabe zu zweifeln. Zwar sehen sie ganz deutlich, daß der Angehörige betrunken ist, der aber äußert sich in solcher Weise, daß sie glauben müssen, sich zu täuschen. Unzuverlässigkeiten und aggressives Verhalten gegenüber dem Partner und den Kindern nehmen zu. Manchmal sucht sich der Alkoholiker auch neue Trinkpartner, die zwar an denselben Problemen leiden wie er selbst, daher aber nur um so besser wissen, welche Gesprächthemen es zu vermeiden gilt, und sich mit dem Alkoholiker gegen die ganze restliche böse Welt verbinden. Für jeden Personenkreis legt sich der Alkoholiker eine Maske zu. Grobheit und Unduldsamkeit zu Hause wechseln mit hackenknallendem Untertanengeist im Betrieb und jovialer Leutseligkeit im Umgang mit den Nachbarn. Häufig gerät der Alkoholkranke in finanzielle Probleme oder verliert sogar seine Arbeitsstelle; trotzdem werden dem Partner und den Kindern überdimensionierte Geschenke gemacht, entweder um Spannungen in der Familie abzubauen oder um das eigene schlechte Gewissen zu beruhigen.

Irgendwann ist der Partner am Ende seiner Kräfte, und die Gleichgültigkeit gegenüber dem Alkoholkranken erscheint als einziger Weg, noch mit sich selbst zurechtzukommen. Es kann sogar so weit kommen, daß er ihm in den Momenten größter Verzweiflung den Tod wünscht: »Nun sauf dich doch endlich zu Tode, damit die Qual ein Ende hat!« Die tiefe Resignation führt natürlich auch zu Drohungen, den Alkoholiker zu verlassen. Der Partner macht diese Ankündigungen allerdings nur selten wahr, da die Bindung sich doch als zu stark erweist oder die Kräfte für eine solch drastische Entscheidung schon lange aufgezehrt sind. Damit aber verhalten sich die Angehörigen genau wie der Alkoholiker, der seine Versprechungen ja auch immer wieder bricht; und so zwingt der Alkoholkranke unwillentlich seiner Umgebung die Verhaltensweisen auf, die er an sich selbst verachtet.

Der Zusammenbruch ist langfristig unausweichlich. Solange noch das kleinste Mauseloch in der Wand zu finden ist, wird er auch schon hindurchgeschlüpft sein und die Folgen seines unverantwortlichen Verhaltens abzustreifen versuchen. Erst wenn seine Umgebung aufhört, sich auf faule Kompromisse und halbe Lösungen einzulassen, erst dann, wenn er keine Rückzugsmöglichkeit mehr sieht und der Leidensdruck unerträglich geworden ist, wenn er sieht: »Meine Familie spielt nicht mehr mit!«, erst dann hat der Alkoholiker eine wirkliche Chance, ein für allemal mit dem Trinken aufzuhören.

Die Notwendigkeit der Selbsthilfegruppe

In der Endphase seiner Krankheit hat der Alkoholiker das Trinken ganz aus seinem sozialen Umfeld herausgelöst. Und das heißt gleichzeitig, daß er sich selbst aus diesem Umfeld zurückgezogen hat, denn sein Leben kreist zu diesem Zeitpunkt nur noch um die Flasche.

In den meisten Fällen hat der Kranke sich isoliert und in seine unbeobachtete Nische zurückgezogen – in der Hoffnung, daß niemand bemerkt, wie schlecht es ihm eigentlich geht. Das Trinken dient immer mehr dem Zweck, Schuldgefühle und Angstzustände wegzutrinken. Die Spanne zwischen dem Moment, in dem er gerade ausreichend getrunken hat, um seine Angst loszuwerden, bis zu dem Punkt, an dem er schon so betrunken ist, daß er sich als Person nicht mehr wahrnehmen kann, wird zunehmend kleiner – manchmal braucht er dazu nur noch ein Bier. Die Isolation ist für Alkoholiker eine erschütternde Erfahrung – erschütternd schon allein deshalb, weil die meisten ja gerade mit dem Trinken begonnen haben, um ihre Isolation zu durchbrechen. Der Alkohol gehörte zur Geselligkeit, er löste die Zunge und brachte die Kommunikation in Fluß.

Auf meine diesbezüglichen Fragen wurde mir von etlichen Gesunden immer geantwortet, daß sie hauptsächlich deshalb Alkohol tränken, weil man danach »besser miteinander reden« könne. Der Alkoholiker macht dieselbe Erfahrung und zieht daraus – mehr oder weniger unbewußt – die Konsequenz: »Mit Alkohol geht alles besser.« Ob es sich um die Vorbereitung einer Konferenz handelt oder die Gestaltung eines Abends mit Menschen, die man nicht so gut kennt – wenn man etwas getrunken hat, kann man sich leichter unterhalten, und alle Hemmungen und Unsicherheiten sind wie weggeblasen. Leider muß man dann aber feststellen, daß sie am nächsten Tag wieder treu an ihren Platz zurückkehren und über Nacht vielleicht sogar ein bißchen gewachsen sind.

Man kann unter Alkoholeinfluß nicht »wirklich« lernen. Was man unter Alkoholeinfluß lernt, das kann man auch nur unter Alkoholeinfluß reproduzieren! Wenn Sie also z. B. in alkoholisiertem Zustand einige schöne Aquarelle gemalt haben, Ihnen ein Brief besonders leicht von der Hand gegangen ist oder sie besonders gute Einfälle gehabt haben, dann wird Ihnen das gleiche in nüchternem Zustand wahrscheinlich so ohne weiteres nicht mehr gelingen.

Umgekehrt kann es sogar passieren, daß man Alltagsfähigkeiten, nachdem man sie längere Zeit nur unter Einfluß von Alkohol ausgeübt hat, verlernt. Aus diesem Grund empfehle ich vielen Leuten, die gerade abstinent geworden sind, mit dem Autofahren besonders vorsichtig zu sein. Sie sind es so gewohnt, unter Alkohol- oder Tabletteneinfluß ein Fahrzeug zu lenken, daß ihre Reaktionsgeschwindigkeiten und Bewegungsabläufe sich völlig angepaßt haben.

Das kompliziert den Ausstieg in ein abstinentes Leben natürlich ganz gewaltig, denn viele Abläufe, die mit Alkohol ohne weiteres funktionierten, müssen praktisch neu erlernt werden. Insbesondere in emotionaler Hinsicht wird der Alkoholiker an den Punkt zurückgeworfen, an dem er begonnen hatte, suchthaft zu trinken. Ich habe im Alter von 33 Jahren eine einundzwanzigjährige Trinkerlaufbahn abgebrochen – nun steckte der 12jährige Junge im Körper eines erwachsenen Mannes und mußte sich mit den Problemen eines Erwachsenen herumschlagen. Man wird die Schwierigkeiten erahnen können, die sich daraus ergaben.

Die Zeit des aktiven Trinkens bedeutet also im Grunde einen Stillstand der emotionalen Entwicklung. Der Alkoholiker sollte den Zeitraum, in dem er suchthaft getrunken hat, von seinem Lebensalter abrechnen und sich die Frage stellen: »Was war ich damals für ein Mensch? War ich ein aufgeblasener Kerl, oder war ich eher gehemmt und schüchtern?« Wie immer die Antwort lautet – das ist der Punkt, von dem aus er nun weiterarbeiten muß. Wie er auf andere zugeht, wie er mit anderen Menschen redet und kommuniziert, das alles muß er als nüchterne Person lernen. Was er abstinent lernt, das bleibt ihm. Er hat es wirklich begriffen.

Eine Selbsthilfegruppe ist das beste Mittel, um die Entwicklung des Alkoholikers grundsätzlich voranzutreiben und in die rechte Bahn zu lenken. Das soll nicht heißen, daß der abstinente Alkoholiker sich ausschließlich in einer Selbsthilfegruppe weiterentwickeln kann und alle anderen, die eine solche Gruppe nicht besuchen, rückfällig werden. Nach meinen Beobachtungen sind allerdings fast alle rückfälligen Patienten in keine Selbsthilfegruppe mehr gegangen.

Es gibt in Deutschland eine Vielzahl von Selbsthilfegruppen, die sich mit den verschiedensten Problemen befassen – für Alkoholiker allein sind es etwa 6 000. Wer also wirklich nach einer Selbsthilfegruppe sucht, wird auch eine finden. Wem es damit nicht ernst ist, der übersieht die Gruppe auch, wenn sie sich im Nachbarhaus trifft.

Es gibt zur Zeit fünf bundesweit präsente Gruppierungen. Die größte und bekannteste sind die Anonymen Alkoholiker mit ihren Untergruppen Al-Anon für die Angehörigen und Alateen für die Kinder von Alkoholikern. Daneben gibt es die zwei konfessionellen Organisationen, das Blaue Kreuz der evangelischen und den Kreuzbund der katholischen Kirche, sowie die Guttempler und die Freundeskreise. Diese Gruppen sind überregional organisiert und gelten rechtlich als Vereine, mit Ausnahme der Anonymen Alkoholiker, die sich aus eigenen Mitteln finanzieren und verwalten. Alle diese Gruppen haben ihre Berechtigung und leisten auf unterschiedliche Weise gute Arbeit.

Darüber hinaus gibt es eine Anzahl regionaler Gruppen wie z. B. die ELAS in Hamburg, das Grüne Kreuz und den Arbeiter-Samariter-Bund (ASB). Auch das Rote Kreuz bietet gelegentlich Selbsthilfegruppen an. In allen Gruppen gilt der strenge Grundsatz, daß alles, worüber in der Gruppe gesprochen wird, als vertraulich zu behandeln ist.

Wenn man in eine Selbsthilfegruppe geht, kann man natürlich davon ausgehen, daß jeder von jedem weiß, warum er dort ist. Es gibt einen gemeinsamen Nenner: die Alkoholkrankheit. Nun sitzen da allerdings die unterschiedlichsten Personen beisammen, der Universitätsprofessor neben der Prostituierten und die Chefsekretärin neben der Hausfrau. Jeder erzählt so, wie ihm der Schnabel gewachsen ist – der eine auf platt, der andere auf hochdeutsch, der dritte bedient sich fortwährend der Fäkalsprache, wieder ein anderer legt Wert auf eine makellose Ausdrucksweise. Es ist sehr schwierig, eine gemeinsame Sprache zu entwickeln. Letztlich kommt es darauf aber auch nicht an, sondern es geht um die Inhalte.

Wenn dort nun einer sitzt und immer nur auf seine Uhr starrt oder sich darüber mokiert, daß dieser oder jener wieder eine halbe Stunde lang nur herumgequatscht und von den Schwierigkeiten mit seiner Schwiegermutter erzählt hat, dann hat er seine Zeit vertan. Es reicht nun einmal nicht, nur seine körperliche Anwesenheit in die Gruppe einzubringen, während man im Geiste ganz woanders ist. Das Wichtigste, was man im Rahmen einer Selbsthilfegruppe lernen kann, ist »Zuhören«, und zwar nicht nur mit den Ohren – die kann man auf Durchzug stellen –, sondern mit dem Herzen. Es geht darum, sich in die Probleme anderer Menschen wirklich hineinzudenken und oberflächliche Abneigungen zu überwinden.

Wenn ein Generaldirektor vielleicht davon erzählt, daß seine Firma statt 110 Millionen nur noch 109 Millionen umsetzt, wird sich die Hausfrau vielleicht darüber lustig machen und sagen: »Solche Sorgen möchte ich mal haben!« Aber dann hat sie nicht begriffen, daß in solch einem Fall die Verdienstspanne des Unternehmens vielleicht minimal ist und daß ein Umsatzverlust von einer Million Mark möglicherweise zum Kippen des ganzen Unternehmens führen kann. Dem Unternehmer wiederum ist es unbegreiflich, daß die Hausfrau sich schrecklich darüber ereifert, daß sie beim Stricken ein paar Maschen verloren hat und den Pullover wieder aufribbeln mußte. Er sagt dann wahrscheinlich genau dasselbe: »Na, wenn ich einmal solche Sorgen hätte!«

Aber eines sollte niemand vergessen: Wenn man als Alkoholkranker seine Sorgen und Nöte für sich behält, anstatt sie in der Selbsthilfegruppe zu erzählen und aufzuarbeiten, dann werden sie einen früher oder später wieder zum Trinken führen. In dieser Hinsicht ist die fallengelassene Masche genauso wichtig wie der Verlust von einer Million Mark Umsatz. Ein Problem bleibt so lange ein Problem, bis es in der Selbsthilfegruppe erzählt wird. Wenn man aber wirklich mit dem Herzen zuhört, dann gelingt es einem, seine eigenen Gedanken an das Gehörte zu heften und mit Hilfe der eigenen Erfahrungen und Assoziationen etwas Neues, Eigenständiges zu schaffen – eine eigene Perspektive zum Leben des Gegenübers, die sowohl einen selbst weiterbringen kann als auch denjenigen, dem man zuhört. Aus diesem Grunde bezeichnen sich die Selbsthilfegruppen auch gerne als »Selbstbedienungsladen«, aus dem jeder das mitnehmen kann, was er braucht und was zu ihm paßt.

Das zweite, was man im Rahmen einer Selbsthilfegruppe lernen kann, ist »Reden«. Jeder hat schon einmal die Erfahrung gemacht, wie erleichternd es sein kann, alle seine Sorgen auszuschütten und gewissermaßen den Topf auf den Kopf zu stellen. Das ist das Wichtigste: daß das Gefäß ganz geleert wird, da man nur in einen leeren Topf etwas Neues füllen kann. Wenn man aber voll bis zum Rand ist mit Trauer, Wut und Haß, dann haben Liebe, Freundlichkeit und Toleranz keinen Platz mehr. Wenn es also gelingt, in der Selbsthilfegruppe die Sorgen, die einen plagen, eindringlich zu schildern, dann wird es möglich, sich von diesen Sorgen zu lösen.

Dazu möchte ich Ihnen eine kleine Anekdote erzählen, die sich einmal in den USA zugetragen hat. Einem amerikanischen Präsidenten wurde die Last seines Amtes zu schwer, er kam weder mit der großen Weltpolitik noch mit der nationalen Politik zurecht. Er schickte eine Einladung an seinen alten Nachbarn aus dem Westen, der ein einfacher Farmer war. Der folgte gleich dem Ruf des Präsidenten und nahm das nächste Flugzeug nach Washington, wo die beiden zusammen fischen gingen und einen langen Spaziergang machten. Der Präsident berichtete dem Farmer alles, was ihm auf dem Herzen lag. Dann standen beide auf, der Präsident bedankte sich für die großartige Unterhaltung, beide verabschiedeten sich herzlich voneinander, und dann flog der alte Nachbar wieder zurück zu seiner Farm in den Westen.

Es spielt also nicht wirklich eine Rolle, wem man seine Sorgen anvertraut – es kommt darauf an, daß man sie aus sich herausläßt.

Wenn man anderen Menschen ein Problem darlegen will, dann ist man gezwungen, sich ein viel klareres Bild von der Situation zu machen, als man das normalerweise tut. Man muß auch Dinge erläutern, die man für gewöhnlich als selbstverständlich voraussetzt und nicht weiter hinterfragt. Mit anderen Worten: Man muß das Problem außergewöhnlich gründlich schildern.

Dann kommt es oft vor, daß einem gewisse Zusammenhänge plötzlich klar werden und man sich sagt: »Ach, darauf hätte ich eigentlich gleich kommen können!« Ein solch klarer Blick auf den Sachverhalt ermöglicht es, präzise Fragen zu stellen, auf die sich dann auch viel leichter eine Antwort finden läßt. Jede gut gestellte Frage trägt ihre Antwort bereits in sich.

Wenn man allerdings bei solchen Gesprächen nur Nebel verschießt, sich in Gemeinplätzen und Unverbindlichkeiten ergeht, anstatt sich ehrlich mit den eigenen Problemen zu befassen, dann wird man nicht nur keine Antwort erhalten, sondern sich im Gegenteil den Unmut der Gruppe zuziehen. Die anderen werden sich zu recht auf den Arm genommen fühlen.

Das also sind die beiden sogenannten Gruppengeheimnisse, die man in der Selbsthilfegruppe lernen kann: die Kunst, mit dem Herzen zuzuhören und mitzudenken, und die Kunst, sein Herz sprechen zu lassen – also »Denken« und »Reden«.

Es gibt allerdings noch eine dritte Fähigkeit, die von allergrößter Bedeutung ist; und die muß man sich ganz allein aneignen – nämlich das »Handeln«. Es wird niemandem etwas nützen, nur zu denken und zu reden. Es gibt einen Ausspruch von dem chinesischen Weisen Laotse: »Was nützt euch das Wissen, außer daß es in eurem Kopf ist?« Es nützt überhaupt nichts, das Ziel zu kennen, wenn man nicht seine Beine in die Hand nimmt und sich auf den Weg macht. »Ich will mich aufmachen und zu meinem Vater gehen«, so heißt es im Gleichnis vom verlorenen Sohn. Dieser Sohn hätte auch im Schweinestall sitzen bleiben können. Und viele, viele Alkoholiker bleiben im Schweinestall sitzen, beschimpfen die anderen Schweine und merken nicht, daß sie selbst eines geworden sind.

Vergebung ist der Schlüssel zum Glück – Wiedergutmachung bei anderen und bei mir selbst

Haben Sie sich schon einmal darüber Gedanken gemacht, was das eigentlich bedeutet: Vergebung?

Wir alle sind zweifellos schon mehr als einmal in die Lage gekommen, jemandem zu vergeben, der uns geschadet hat, gleich, ob der Alkohol dabei eine Rolle gespielt hat oder nicht. Zwar hat man den Schaden zu tragen und ist im Recht, aber statt auf Gerechtigkeit etwa im Sinne des Strafgesetzbuches zu pochen, vergibt man dem Missetäter.

Nun lautet eine Redewendung: »Das ist vergeben und vergessen.« Diese gängige Verknüpfung täuscht darüber hinweg, daß hier zwei Dinge zusammengespannt werden, die in Wirklichkeit sehr verschieden sind. Ist es überhaupt möglich, etwas »aktiv zu vergessen«? Manche mögen die Frage bejahen, andere werden sie abschlägig beantworten. Wer sich zur ersteren Gruppe zählt, der sei aufgefordert, jetzt nicht an den Eiffelturm zu denken ... Was ist passiert? Sie haben sich den Eiffelturm vorgestellt, den jeder schon einmal auf einer Ansichtskarte gesehen hat.

Sie können also nicht aktiv vergessen. Man kann zwar aktiv etwas verdrängen, aber man kann es nicht aktiv vergessen. Vergessen ist ein passiver, Vergebung hingegen ein aktiver Vorgang. Wenn Sie das Unrecht, das sie von anderen erfahren haben, auch nicht aktiv vergessen können, so können Sie es doch vergeben.

Fast jeder Mensch hat einen Intimfeind, der ihm einmal Schaden zugefügt hat und ihm aus diesem oder anderen Gründen verhaßt ist. Im einen Fall geht es nur um einen Streit unter Nachbarn, bei einem anderen ist die Rente in Gefahr, bei einem dritten steht vielleicht gar die Existenz auf dem Spiel. Immer hat der Betroffene eine seelische Wunde davongetragen, die so lange offenbleibt, wie er nicht vergeben hat. Das kann schon ein halbes Leben zurückliegen, und dennoch: Wann immer er daran denkt, kommt es zu bestimmten seelischen und körperlichen Reaktionen. Auf jede offene seelische Frage gibt der Körper irgendwann eine Antwort. Wendungen wie »Ich muß immer alles schlucken« drücken dies sehr anschaulich aus.

Wer im täglichen Leben unterschiedslos alles ißt und trinkt, der wird auf Dauer Schwierigkeiten mit seinem Verdauungssystem bekommen. Dies hat im seelischen Bereich seine genaue Entsprechung: Wer »immer alles schluckt«, dem »läuft schließlich die Galle über«. Daß solche Menschen tatsächlich häufig unter Magengeschwüren oder Gallenbeschwerden leiden, kann nicht überraschen.

Lassen Sie uns einmal genau betrachten, was da eigentlich passiert:

Wenn Sie an Ihren größten Feind denken, kann es durchaus sein, daß Sie sich auch körperlicher Reaktionen bewußt werden: Die Augen fangen an zu tränen, der Mund wird trocken, das Herz beginnt zu rasen, Sie müssen auf die Toilette oder haben ein unangenehmes Gefühl im Magen. Das alles sind Erscheinungen, die wir als Streßsymptome kennen, also als Reaktionen, die vor Urzeiten nicht nur normal, sondern sogar lebensrettend waren.

Machen Sie sich einmal Folgendes klar: Der Mensch ist eine der jüngsten Entwicklungen des Lebens auf unserer Erde – in seiner heutigen Ausprägung trat er erst vor kaum mehr als 100 000 Jahren in Erscheinung.

Physiologisch unterscheidet uns praktisch nichts von den damaligen Menschen, obwohl die kulturellen Umwälzungen unser Leben grundlegend verändert haben. Wenn sich damals zwei Steinzeitmenschen mit hocherhobener Keule gegenüberstanden, dann mußten sie sehr schnelle Entscheidungen treffen: zuschlagen oder die Flucht ergreifen. Auch bei der Jagd hing der Erfolg unserer Vorfahren davon ab, wie schnell sie zum rechten Zeitpunkt alle ihre Kräfte mobilisieren konnten.

Wenn eine Bedrohung auf Sie zukommt, muß das Gehirn schneller arbeiten, und dafür benötigt es mehr Sauerstoff. Um diesen erhöhten Sauerstoffbedarf zu decken, muß das Herz schneller schlagen und mehr Blut durch die Lungen und das Gehirn pumpen.

Sie müssen auch klar sehen können. Dazu ist es erforderlich, daß die Augen gereinigt werden, und deshalb wird die Produktion von Tränenflüssigkeit angeregt. Darüber hinaus besteht die Gefahr einer Verletzung; aus diesem Grund muß das Blut schneller gerinnen können, und die Zusammensetzung des Blutes muß sich ändern. Außerdem verengen sich durch den erhöhten Adrenalinausstoß die Gefäße, was sich als Mundtrockenheit bemerkbar macht.

Wenn das Herz mehr Blut durch das Gehirn transportiert, hat dies natürlich nicht nur auf das Gehirn Auswirkungen, sondern auch auf alle anderen Organe, insbesondere auf die Nieren, unser Entgiftungs- und Filterorgan. Die Nieren werden ohnehin mit etwa 150 Litern Blut pro Tag versorgt, da die gesamte vorhandene Blutmenge andauernd durch die Nieren geschickt wird, um dort von Giftstoffen gereinigt zu werden.

Dieser Vorgang wird während einer Streßsituation noch beschleunigt, daher füllt sich auch die Blase schneller. Nun kann man aber mit einer gefüllten Blase bekanntlich nicht besonders gut rennen, was natürlich ebenso für einen vollen Magen gilt, so daß sich Harndrang und Brechreiz einstellen.

Alle diese Vorgänge waren einst lebensnotwendig. Heute haben sie zwar überwiegend ihren Sinn verloren, funktionieren aber noch genauso unfehlbar wie in der Steinzeit.

Was aber tun wir, wenn wir in Konfliktsituationen geraten? Meistens tun wir gar nichts. Wenn Sie jemand anschreit, wenn

Sie einen unangenehmen Kunden haben oder wenn Sie einen Unfall erleiden, tun Sie oft erst einmal nichts! Sie stehen stocksteif da und lassen alles über sich ergehen. Natürlich wäre es sinnvoll, wenn Sie Ihren Streß abreagierten, indem Sie Purzelbäume schlügen oder ein paar Stockwerke rauf- und runterliefen; denn damit hätten Sie die überschüssige Energie, die der Streß freigesetzt hat, abgebaut.

Das alles können Sie ganz einfach an sich selbst erproben, wenn Sie sich geistig in eine gefahrvolle Situation versetzen. Nach nur wenigen Minuten werden Sie die erwähnten Symptome zumindest ansatzweise an sich verspüren können.

Interessanterweise ist dieses Experiment auch in umgekehrter Richtung möglich: Indem Sie sich eine Situation ins Gedächtnis rufen, in der Sie sich ausgesprochen wohl gefühlt und in völliger Harmonie mit ihrer Umgebung befunden haben, können Sie auch genau diese Gefühle wieder in sich zum Leben erwecken. Dann spüren Sie die Wärme in Ihrem Bauch, und das Herz beruhigt sich – alles ist wieder im Lot.

So können wir also vorläufig festhalten: *Streß und Krankheit beruhen auf einem Mißverhältnis zwischen Belastung und Belastbarkeit.* Wenn die Belastung größer ist als die derzeitige Belastbarkeit, dann treten Krankheitssymptome auf. Als Belastung bezeichne ich alles, was von innen und außen auf uns einwirkt.

Wenn wir dieses Verhältnis wieder in eine Balance bringen wollen, müssen wir zwei Dinge tun: die Belastung verringern und die Belastbarkeit erhöhen. Der therapiewillige Patient trägt seinen Teil dazu bei, indem er das Trinken beendet und mit Hilfe einer naturheilkundlichen Therapie seine Gesundheit verbessert. Auf diese Weise bringt er Körper und Seele wieder ins Gleichgewicht. Dabei geht es darum, daß er begreift, daß es sich hier um ein fließendes Gleichgewicht handelt, nicht um ein statisches Ergebnis, das man sich einmal erarbeitet, um sich dann für den Rest des Lebens darauf auszuruhen.

Ein solches Fließgleichgewicht ist sehr labil und kann sich von Minute zu Minute ändern. Man muß sich ständig selbst beobachten: Entspricht meine Belastbarkeit der Belastung, der ich mich jetzt aussetze? Oder ist vielleicht die Belastung zu hoch bzw. die Belastbarkeit zu niedrig? Der beste Weg, seine Belastbarkeit zu verringern, ist, sich den Kopf mit negativen Gedanken zu füllen – beispielsweise mit Gedanken an seine Intimfeinde.

Nun gibt es allerdings eine Person auf der Welt, die dem Patienten wirklich ernstlich geschadet und ihn fast ins Grab gebracht hat – eine Person, die sein Leben um ein Haar ruiniert hätte, obwohl es bestimmt nicht in ihrer Absicht lag – eine Person, der er letztlich fast alles anlasten kann, was ihn jemals erschüttert hat: Sein schlimmster Intimfeind ist er selbst!

Kein Mensch hat ihn so sehr geschädigt, wie er sich selbst. Und es gibt auch keine Person, die sich dessen so sehr bewußt ist wie er selbst. In ihm stecken sowohl der Angeklagte als auch der unbestechlichste Kläger. Und so manch einer hat in sich auch schon seinen eigenen Henker gefunden.

Er ist aber auch die einzige Person, die seine seelischen Wunden schließen kann, und zwar, indem er sich selbst vergibt und lernt, Liebe zu schenken. Bevor er aber anfängt, die ganze Welt zu lieben und Verantwortung für andere zu übernehmen, muß er es bei sich selbst versuchen. Wenn ihm das nicht gelingt, dann sollte er die anderen erst einmal vergessen!

Körperlicher, geistiger und seelischer Status

Wenn ich meine Patienten frage, wie sie sich ein Urteil über ihren *körperlichen* Zustand bilden, erhalte ich die unterschiedlichsten Antworten – von der Computertomographie über die Urinuntersuchung bis hin zum Check-up durch einen Internisten. Dabei zeigen diese Antworten aber vor allem eines: wie wenig Vertrauen die Menschen in ihre eigenen Fähigkeiten haben.

Über Ihren körperlichen Status wissen Sie im Grunde genommen in jedem Augenblick Ihres Lebens Bescheid, ohne daß Sie dem notwendigerweise Aufmerksamkeit zollen. Wenn Sie morgens die Augen öffnen, haben Sie bereits eine Vorstellung davon, wie es Ihnen geht. Sie schalten gewissermaßen Ihren persönlichen Computer ein, Ihr Gehirn, das Ihr bester Diagnostiker ist. Es sagt Ihnen, ob Sie Kopfschmerzen oder Bauchweh haben, ob es irgendwo juckt oder brennt, ob Atmung und Herz regelmäßig gehen. Das ist die beste Möglichkeit, Ihre körperliche Befindlichkeit festzustellen. Sie sagt jedoch wenig über die klinischen Befunde aus, die eine ärztliche Untersuchung zum Ergebnis hätte.

Es gibt viele Menschen, die einen ganzen Sack voller Gebrechen und Krankheiten mit sich herumtragen, davon aber keinen blassen Schimmer haben; und solange das so bleibt, fühlen sie sich hervorragend – ihr Befinden ist also gut.

Wenn sie dann aber mit den klinischen Befunden konfrontiert werden, geht es ihnen plötzlich schlecht, weil sie den Schluß ziehen: Wenn ich so miserable Befunde habe, kann es mir wohl kaum gutgehen!

Mit anderen Worten: Ihr körperlicher Zustand hat unter Umständen mit Ihrem seelischen Befinden wenig zu tun;

umgekehrt beeinflußt aber Ihre seelische Befindlichkeit sehr wohl die körperliche. Ich kann mich an zwei Patienten erinnern, bei denen diese Tatsache besonders deutlich zum Ausdruck kam:

Der eine, ein erwachsener Mann, hatte bei einem schweren Unfall beide Beine verloren. Er war nur noch etwa 1,20 m groß, weil er keine Prothesen bekommen hatte, sondern nur einfache Holzplatten, die an die Stümpfe geschnallt waren. Er ließ sich aber von dieser schweren Behinderung in keiner Weise beirren. Wenn er irgendwo hinwollte, trippelte er ganz einfach, wie beschwerlich das auch sein mochte. Das war aber keineswegs das einzige, was ihm fehlte – er hatte nur noch fünf Finger, ein Glasauge und keinen Magen mehr. Als ich diesen Mann fragte, ob es ihm schlechtgehe oder ob er krank sei, da lachte er mich aus und sagte, es gehe ihm blendend! Er könne überall hin und tue, was ihm gefalle, was solle ihm also fehlen.

Im zweiten Falle ging es um einen 75jährigen Landwirt aus dem Münsterland, bei dem ich schweres Rheuma diagnostizierte. Seine Gelenke waren aufgetrieben und weitgehend zerstört, was sicherlich ungemein schmerzhaft war. Als ich ihm sagte, daß er krank sei, guckte er mich verständnislos an und fragte, warum er bitte schön krank sein solle. Er könne doch schließlich noch auf seinen Trecker klettern und sein Feld pflügen.

Zwischen klinischem Befund und subjektivem Befinden klafft also häufig ein scheinbar unüberbrückbarer Graben. Es ist vielleicht an der Zeit, daß wir den Begriff »Krankheit« überdenken und ihn nicht nur von Computerdiagnosen, von Kernspintomogrammen oder Laboruntersuchungen abhängig machen. Ganz allgemein gesprochen, sind Krankheiten zunächst einmal nichts anderes als ein Mißverhältnis zwischen Belastbarkeit und tatsächlicher Belastung. Wenn wir besonders schwer belastet werden, ob in beruflicher oder persönlicher

Hinsicht, dann läßt eben unsere Belastbarkeit irgendwann nach.

Selbst den scheinbar unverwüstlichsten Menschen begegnen manchmal Umstände und Ereignisse, denen sie nicht mehr gewachsen sind. Eine meiner Patientinnen beispielsweise ist seit ihrer Geburt am rechten Arm behindert. Ungeachtet dieser Behinderung arbeitete sie in einer Schule als Raumpflegerin und schob tagein, tagaus die schweren Reinigungsgeräte durch die Korridore. Sie war eine robuste, ausgeglichene und eigentlich recht fröhliche Frau. Eines Tages verunglückte ihr Enkel tödlich. Kurz darauf wurde sie schwer krank und mußte ihre Arbeit aufgeben. Ihre Belastung war zwar die gleiche geblieben, aber ihre Belastbarkeit hatte durch den schweren emotionalen Schlag, den der Tod ihres Enkels ihr zugefügt hatte, plötzlich nachgelassen.

Beim Auftreten eines solchen Ungleichgewichts zwischen Belastbarkeit und Belastung spricht man von »Dekompensation«. Eine solche Dekompensation liegt auch beim Alkoholiker vor. Er kann von seiner Natur her ein durchaus belastbarer Mensch sein; aber durch den Alkoholmißbrauch senkt er seine Belastbarkeit auf jeden Fall so stark, daß er seine berufliche oder private Belastung irgendwann als zu hoch empfinden wird.

Hier stellt sich nun die Frage: Was müssen wir tun, um diese Gleichung wieder in die Balance zu bringen, so daß die Belastbarkeit der Belastung entspricht?

Wir müssen uns so verhalten, wie wir es tun, wenn unser Bankkonto im Minus ist: Wir heben künftig weniger Geld ab, und/oder wir zahlen mehr ein. Auf Körper und Seele bezogen, bedeutet dies, daß die Belastung zu senken und/oder die Belastbarkeit zu erhöhen ist.

Das hört sich zunächst einmal ganz einfach an. Wie aber setze ich dieses Vorhaben in die Tat um? Den ersten wichtigen Schritt tut der Alkoholkranke, indem er eine Therapie antritt. Dadurch wird er aus seiner normalen Lebenssphäre herausgehoben und seine Belastung erst einmal auf Null gesenkt. Nun geht es darum, seine Belastbarkeit zu erhöhen. Nicht nur sein Körper, sondern auch seine Seele soll wieder in Ordnung gebracht werden. Das Ziel ist ein harmonisches Gleichgewicht – kein starres, sondern ein Fließgleichgewicht, das in ständiger Bewegung ist und immer neu austariert werden muß. Die Lebenserfahrung hat uns alle gelehrt, daß sich unsere Belastungen von Tag zu Tag ändern, genauso wie unsere Belastbarkeit. Schon ein einfacher Schnupfen oder eine Mandelentzündung können die Belastbarkeit so senken, daß die bisher als normal empfundene Belastung zu groß wird.

Nun zur nächsten Frage: Wie stelle ich meinen *geistigen* Zustand fest? Wie kann ich meinen intellektuellen Status einschätzen?

Es gibt Alkoholkranke, die im fortgeschrittenen Stadium ganz darauf verzichten, Bücher oder Zeitungen zu lesen. Kurz bevor ich den Absprung schaffte, las ich nur noch Mickymaus-Heftchen und Zeitungsüberschriften. Bei den Comic-Heften konnte ich die Sprechblasen gerade noch kapieren, und die Überschriften der Bild-Zeitung waren so schön groß, daß sie mir nicht vor den Augen verschwammen. Wirklich verstehen konnte ich nicht einmal diesen überaus schlichten Lesestoff. Ich war auf einem minimalen intellektuellen Niveau angelangt, ungeachtet meiner akademischen Ausbildung.

Der Alkoholiker muß sich vielen Fragen stellen. Wie ist es um seine Kombinationsgabe bestellt? Wie steht es mit seiner Fähigkeit, zu assoziieren und selbständige Gedankengänge zu entwickeln? Wie sieht es überhaupt mit seiner Kreativität aus? Ist er noch in der Lage, aus vorgegebenen Umständen etwas ganz Neues zu schaffen?

Aufschlußreich ist oftmals, was aus den Hobbys des Alkoholkranken geworden ist. Jeder Mensch wird mit einem breiten Spektrum an Interessen und einem ausgeprägten Spieltrieb geboren. Kinder können sich stundenlang mit Computern und Computerspielen beschäftigen, mit Spielzeugeisenbahnen, Puppenhäusern, Flugzeugen, Pferden oder Autos. Auch im Erwachsenen stirbt dieser Spieltrieb niemals ganz ab, und die meisten Menschen haben neben ihren beruflichen auch eine Fülle von anderen Interessen. Dieses breite Spektrum engt sich im Verlaufe der Suchtentwicklung immer mehr ein und schmilzt schlimmstenfalls auf die Beschaffung von Alkohol zusammen. Der Alkoholkranke ist dann nicht mehr der fröhliche Mittelpunkt einer Stammtischrunde, der interessant zu erzählen weiß, sondern allenfalls ein oberflächlicher Schwätzer oder – wahrscheinlicher noch – der heimliche Trinker, der seine Wohnung überhaupt nicht mehr verläßt und jede Gesellschaft meidet.

Seine geistigen Fähigkeiten, die breit angelegt waren, haben also durch den Alkohol ganz erheblichen Schaden genommen. Auswirkungen auf die berufliche Position sind dann praktisch unvermeidbar. Eine leitende Stellung beispielsweise ist in einem solchen Zustand kaum mehr zu halten. Auch die familiäre Situation des Alkoholikers leidet natürlich, wenn er nur noch im Bett liegen und den Gang zwischen Kühlschrank und Bett bewältigen kann.

Ein Wort sei hier noch zu den immer wieder angeführten Beispielen von berühmten Künstlern wie Hemingway und van Gogh gesagt, die ihre größten Kunstwerke angeblich nur unter Alkoholeinfluß schaffen konnten. Eine solche Argumentation führt in die Irre. Zum einen entsprechen solche Behauptungen oft einfach nicht den Tatsachen. Gerade Hemingway etwa legte bis zu seinem Tod größten Wert darauf, beim Schreiben nüchtern zu sein – und das wurden schließlich die einzigen Zeiten, zu denen er nicht trank. Zum anderen kann niemand sagen, was diese Künstler geschaffen hätten, wenn sie abstinent geworden wären. Und zum dritten haben fast alle diese Menschen für ihre Sucht irgendwann mit dem Leben bezahlt, wodurch der Welt gewiß ebenso viele wunderbare Kunstwerke entgangen sind, wie sie dem Alkohol verdankt. Daß der Rausch, ein »dérangement de tous les sens«, wie der französische Dichter Rimbaud es formulierte, der Königsweg zum künstlerischen Schaffen sei, ist ein alter Mythos, den zu widerlegen hier nicht der Ort ist. Es sei aber angemerkt, daß eine Leistung, zu der man in alkoholisiertem Zustand in der Lage war, in der Regel auch nur unter Alkoholeinfluß reproduzierbar ist. Dieses Thema wurde aber im Kapitel über die Selbsthilfegruppe bereits hinlänglich erläutert.

Es bleibt noch eine dritte Positionsbestimmung, nämlich die *seelische:* Auch auf das Seelenleben hat der Alkohol einen starken Einfluß. Eine meiner ersten Fragen an einen neuen Patienten ist die nach der Entwicklung seiner Psyche im Verlaufe seiner Suchtkarriere.

Die Antworten fallen immer wieder sehr ähnlich aus. Die meisten Patienten waren früher fröhliche, ausgeglichene Menschen und sind erst im Laufe der Jahre einsam und unglücklich geworden. Eine Ehefrau sagte beispielsweise zu mir: »Wir leben ganz allein. Wir haben keine Freunde. Wir nehmen keine Einladung an, und wir laden auch niemanden ein.« Viele Alkoholiker entwickeln schwere Depressionen. Sie quälen sich morgens nur noch deshalb aus dem Bett, »weil man das ja eben so macht«. Eigentlich würden sie aber viel lieber einfach die Bettdecke wieder über die Ohren ziehen und liegenbleiben. Von vielen bekommt man dann solche Sprüche zu hören wie: »Diese Welt ist doch nur noch zu ertragen, wenn man betrunken ist.« Sie haben es verlernt, mit der Welt zu kommunizieren und emotionale Bindungen aufrechtzuerhalten. Sie glauben, mit der Welt der anderen nichts mehr gemeinsam zu haben. Ihre Welt ist die Flasche.

Alkoholkranken Menschen, die diese Entwicklung schon über Jahre hinweg durchleiden, kann man ihre Bürde buchstäblich ansehen. Sehen Sie sich einmal genau an, wie chronische Alkoholiker durch die Welt schlurfen – den Kopf gesenkt und die Schultern gebeugt –, und das nicht nur aufgrund irgendwelcher Nervenerkrankungen, sondern aufgrund ihrer Selbstvorwürfe und ihrer Resignation. Sie können keine Freude mehr empfinden, es sei denn, sie sind betrunken; aber auch das hat dann mit aufrichtiger Freude nicht viel zu tun.

Von einem solchen Zustand ist es ein langer Weg bis zur seelischen Gesundheit. Die Überwindung des schlechten Gewissens und des Leids, die den Alkoholiker so lange geplagt haben, ist eine der wichtigsten Voraussetzungen dafür, seine Belastbarkeit wieder so weit herzustellen, daß er den Anforderungen des täglichen Lebens gewachsen ist.

Sexualität und Alkohol

Sexualität bedeutet eine breite Palette von Möglichkeiten, wie zwei Menschen unterschiedlichen oder auch gleichen Geschlechts einander begegnen können. Dabei sind alle unsere Sinne einbezogen; und was sich im Kopf abspielt, ist von ebenso großer Bedeutung wie der rein körperliche Aspekt, auf den Sexualität in den Medien leider nur allzuoft reduziert wird. Wenn sich Sexualität auf der Basis einer harmonischen Beziehung abspielt, dann ist es gleichgültig, wie die Praktiken des Paares aussehen. Solange das, was die beiden machen, mit beiderseitigem Einverständnis geschieht, kann von Perversion nicht die Rede sein. Handelt allerdings einer der Partner den Anforderungen oder Wünschen des anderen zuwider, dann wird auch der »normale Geschlechtsverkehr« zu einem Gewaltakt. Daß z. B. die Zahl der Vergewaltigungen in der Ehe viel höher ist als die der außerehelichen, ist inzwischen eine allgemein bekannte Tatsache.

Nach dem, was ich in den vergangenen Kapiteln über die verheerenden Auswirkungen des Alkoholismus auf die Beziehungen des Alkoholkranken zu seiner Umwelt gesagt habe, kann es kaum überraschen, daß auch die Sexualität nachhaltig gestört und mitunter pervertiert wird.

Der Einfluß von Alkohol ist meistens zunächst einmal anregend; er führt also zu einer Steigerung des Sexualtriebes. Gerade beim Mann beinhaltet dies die Gefahr, daß er sich nach langem Alkoholmißbrauch zum Geschlechtsverkehr oder sexuellen Begegnungen überhaupt nur noch unter Alkoholeinfluß in der Lage fühlt und als Abstinenter impotent wird. Besonders problematisch kann das bei alkoholkranken Paaren sein, die sich zu einem Zeitpunkt kennenlernen, an dem die Krankheit noch in der Entwicklung begriffen ist, und die erst nach zehn Jahren den Punkt erreichen, an dem eine Therapie unumgänglich ist. Dann wird der eine Partner trocken, und es klappt mit dem Sexualverkehr überhaupt nicht mehr, weil der Alkohol, der immer das Antriebs- und Aufputschmittel war, auf einmal fehlt. Bis dieser Motor wieder aus dem Stottern herauskommt und flüssig läuft, können mehrere Jahre vergehen. Hier liegt überhaupt keine organische, sondern eine rein psychische Ursache vor.

Es kommt vor, daß insbesondere der alkoholkranke Mann sexuelle Phantasien entwickelt, die mit der Partnerin nicht mehr abgesprochen werden, weil er sich ihrer schämt und mit der Ablehnung der Frau rechnet. Möglicherweise träumt er von Oral- oder Analverkehr, oder er wünscht sich Geschlechtsverkehr mit mehreren Frauen, traut sich aber nicht, das zu sagen.

Wenn wir also irgendwelche drängenden Wünsche haben, dann müssen wir diese Wünsche auch äußern, denn schließlich kann niemand in unseren Kopf sehen. Solange man versucht, sich in den anderen hineinzudenken, ohne den Mut zu haben, offen über seine eigenen Phantasien zu sprechen, muß man sich nicht wundern, daß im Bett unter Umständen etwas ganz anderes herauskommt als das, was man sich vorgestellt hat. Oder anders ausgedrückt: Wer sich ein Schnitzel wünscht und das nicht sagt, darf sich nicht ärgern, wenn er ein Würstchen bekommt.

Leider führen solche Verständigungsschwierigkeiten oft zur Entfremdung oder gar zur Trennung. Werden solche Wunschvorstellungen über einen langen Zeitraum unterdrückt, können sie zur Obsession werden, die den davon betroffenen Menschen den Wert seiner »normalen« sexuellen Beziehungen vergessen lassen, bis er sich sagt: Wenn ich meine Phantasien nicht mit meiner Partnerin oder meinem Partner ausleben kann, suche ich mir dafür eben jemand anderen. Die Erfüllung dieses Wunsches erscheint schließlich als der einzige Weg zum Glück. Wenn die Betroffenen sich aber aufgrund ihrer bisherigen Treue oder Schüchternheit zu einem solchen Entschluß nicht durchringen können, führt das in der Regel nicht etwa zu übersteigerter Onanie, sondern eher zu Impotenz und Frigidität. In dem Moment, in dem der Alkoholiker sich ganz auf seine überspannten Phantasien fixiert, spaltet sich sein körperliches Bewußtsein ab, und er ist nicht einmal mehr in der Lage, auch nur den normalen Geschlechtsverkehr auszuführen.

Dieser Zeitpunkt ist psychologisch außerordentlich gefährlich. Es kann sich nämlich nun eine krankhafte Eifersucht entwickeln, die in letzter Konsequenz manchmal zu Mord und Totschlag führt. Es gibt genügend traurige Beispiele dafür, daß alkoholkranke Männer ihre Frau ermordeten, weil sie sich einbildeten, sie würde mit zahllosen Männern fremdgehen, während sie in Wahrheit vielleicht das biederste und bravste Hausmütterchen war, das man sich vorstellen kann. Man wird sich fragen: Wie kommt denn so etwas?

Wie schon gesagt, kann der Alkohol die Phantasie derartig pervertieren, daß Wollen und Können überhaupt nicht mehr in Einklang zu bringen sind und es zu einer völligen Veränderung der Persönlichkeit kommt. Der Alkoholkranke hat in dieser Situation noch keineswegs intellektuell so weit abgebaut, daß er nicht zumindest ahnen würde, daß etwas nicht mit ihm stimmt. Um wieder mit sich ins reine zu kommen, projiziert er diejenigen Teile seiner Persönlichkeit, die er verachtet, auf seinen Partner.

Das folgende Beispiel mag diesen Prozeß veranschaulichen: Ich kannte ein italienisches Ehepaar. Er war ein wohlhabender Maschinenfabrikant, Alkoholiker, äußerst korpulent und von ungepflegtem Erscheinungsbild. Seine Frau war eine ungewöhnlich attraktive und sehr intelligente Geschäftsfrau, korrekt in ihrem Auftreten.

Erstaunlicherweise beschimpfte dieser Mann seine Frau als unzuverlässige, verlogene Schlampe, als Hure und dergleichen mehr. Die Frau fiel natürlich immer aus allen Wolken, wenn er derartig außer Rand und Band geriet.

Tatsache war, daß der Mann sich insgeheim genau dessen schuldig fühlte, wessen er seine Frau bezichtigte. Er übertrug diese ungeliebten Anteile seines Selbst auf seine Frau in der unbewußten Hoffnung, daß sie gewissermaßen geläutert zu ihm zurückkämen.

Wenn also möglicherweise der Mann durch seine Alkoholkrankheit impotent geworden ist, aber in seiner Phantasie seine Frau pausenlos hintergeht, dann wird er anfangen, seine Ehefrau als Flittchen zu beschimpfen und, von dieser Grundannahme ausgehend, einen regelrechten Verfolgungswahn entwickeln.

In unserem Beispiel begann der Mann seiner Frau nachzuspionieren, er schickte ihr Privatdetektive hinterher, ließ Tonbandaufzeichnungen und Fotos machen, ließ schließlich gar ihr Telefon abhören und schob alle vermeintlichen »Indizien« so lange hin und her, bis sich schließlich ein Bild ergab, das mit seinen Vermutungen übereinstimmte.

Auf eine ähnliche Weise, wenn auch nicht unbedingt mit solchem Aufwand, baut sich jeder Alkoholiker eine Scheinrealität auf, aus der er so leicht nicht mehr herausfindet. Eine Unterbrechung dieses Beziehungsgefüges ist überhaupt erst möglich, wenn der Alkoholkranke trocken geworden ist, und auch dann ist sie noch ein überaus schwieriges Unterfangen.

Bei Frauen führt Alkoholismus vergleichsweise selten zu einer ausgesprochenen Frigidität. Chronischer Alkoholmißbrauch hat, wie im Kapitel über die gesundheitlichen Auswirkungen besprochen, allerdings manchmal die Unterbrechung der Regel zur Folge; und da viele Frauen an einen Zusammenhang zwischen Empfängnisbereitschaft und Lustfähigkeit glauben, kann dies dann durchaus zur Frigidität führen.

Es kommt auch vor, daß die Beziehung durch den langjährigen Alkoholismus so gelitten hat, daß die Alkoholikerin, wenn sie abstinent geworden ist, einen solchen Ekel vor ihrem Mann empfindet, daß sich ihr die Haare sträuben, wenn er auch nur den Raum betritt. Möglicherweise ist die Frau auch mit ihren Sexualphantasien ganz andere Wege gegangen als ihr Mann und aufgrund ihres schlechten Gewissens oder mangelnden Selbstwertgefühls zu einer erfüllenden erotischen Beziehung mit dem eigenen Mann nicht mehr in der Lage.

Besonders schlimm sind jene Fälle, in denen Alkoholikerinnen zum willenlosen Lustobjekt degradiert worden sind. Nur mit einem sehr verständnisvollen und geduldigen Partner können diese Frauen überhaupt wieder ein normales Sexualleben aufbauen, und auch dann müssen solche Versuche nicht unbedingt zum Erfolg führen.

Der Alkohol pervertiert also das Sexualgeschehen genau wie alle anderen Beziehungsebenen in jeder Weise.

Einen letzten Punkt will ich hier nur kurz erwähnen, obwohl er eigentlich eine umfänglichere Behandlung verdiente: Leider erfolgen ja auch die ersten Sexualkontakte häufig unter dem Einfluß von Alkohol – sei es, daß das Mädchen oder der Junge oder gar beide angetrunken sind –, und häufig hinterläßt dies ein ungutes Gefühl und sorgt dafür, daß dieses Erlebnis nicht so beglückend ausfällt, wie man es sich in seinen Träumen ausgemalt hat. Ich entsinne mich eines sehr betrüblichen Falles, der mir an einer Schule untergekommen ist. Bei einem Aufklärungsvortrag über Alkoholismus hatte ich auf die enthemmende Wirkung des Alkohols im Zusammenhang mit dem ersten Sexualkontakt hingewiesen, als ein etwa zwölfjähriges Mädchen mich fragte: »Warum kommen Sie erst jetzt?« Dieses Mädchen war als Partyhure verschrien, und jeder Junge in ihrer Umgebung wußte, daß sie nach Alkoholgenuß mit jedem ins Bett ging. Erst durch den Vortrag erkannte das Mädchen den Zusammenhang: daß sie nämlich im Grunde genommen nur auf Alkohol zu verzichten brauchte, um diesen entwürdigenden Situationen zu entgehen.

Die Sucht als Ausdruck innerer Unordnung

Stellen Sie sich vor, Sie seien der Leiter einer Baustelle, über die ein Wirbelsturm gefegt ist und eine heillose Unordnung angerichtet hat. Sämtliche Maschinen, Instrumente, Werkzeuge und Materialien, Absperrungsleinen, alles, was sich immer an seinem Platz befand, ist durcheinandergewirbelt. Dabei hatten Sie doch Ihre Baustelle über Wochen und Monate bestens im Griff – und plötzlich bricht das helle Chaos über Sie herein! Sie sind vollkommen verzweifelt. Das erste, was Sie nun tun müssen und wozu Sie Ihre Arbeitskräfte einteilen werden, ist: aufräumen, aufräumen, aufräumen!

Das Erstaunliche wird aber sein, daß diese Ordnung nicht mehr die gleiche sein wird, wenn Sie diese Baustelle wieder aufgeräumt haben. Sie werden sich eine neue Ordnung geschaffen haben. Der einfache Grund hierfür liegt darin, daß in die neue Ordnung Ihre neuen Erfahrungen mit einfließen, wo, wann und wie die Werkzeuge und Maschinen am günstigsten einzusetzen sind. Werkzeuge und Maschinen, die täglich in Gebrauch sind, werden Sie in der Nähe der Baustelle aufstellen, andere, bei denen sich gezeigt hat, daß sie seltener genutzt werden, werden Sie im Hintergrund bereithalten. Die Rahmenbedingungen sind zwar die gleichen geblieben – natürlich brauchen Sie die gleichen Absperrungen und Hinweisschilder –, aber die Inhalte Ihrer ursprünglichen Ordnung haben sich mit Ihrer wachsenden Kenntnis über die Funktionsweise der Baustelle verändert; sie sind Ihren Bedürfnissen besser angepaßt.

Mit anderen Worten: Wenn Sie eine Ordnung zerstören oder diese zusammenbricht und ins Chaos abrutscht, dann muß eine neue Ordnung geschaffen werden, und diese neue

Ordnung wird letztlich der vorhergehenden Ordnung immer überlegen sein, weil Sie Ihre neuen Erfahrungen einfließen lassen können.

Ein anderes Beispiel: Stellen Sie sich einen Baustoffhandel vor. Das Gebäude umfaßt den Verkaufsbereich, Büroräume und das Lager für die Baumaterialien. Wenn Sie nun statt des Baustoffhandels einen Brennstoffhandel einrichten wollten, könnte die Lagerhalle im wesentlichen bestehenbleiben. Es kämen nur einige andere Einrichtungsgegenstände hinein, aber an der Raumeinteilung müßte kaum etwas verändert werden.

Wenn die Lagerhalle aber in einen Konzertsaal umgewandelt werden sollte, dann würden vom alten Gebäude vermutlich kaum mehr als die Außenmauern stehenbleiben. Man müßte etwas absolut Neues schaffen.

Was besagt das nun für unseren Zusammenhang? Wenn Sie eine Ordnung in eine andere Ordnung umwandeln wollen, müssen Sie zuvor ein Chaos anrichten. Die alte Ordnung muß zerstört werden, um eine neue Ordnung zu schaffen. Je mehr sich die neue Ordnung von der alten unterscheidet, desto größer muß das Chaos der Übergangszeit sein. Um also bei unserem Beispiel zu bleiben: Wenn die Lagerhalle ausgeräumt wird, um einen Konzertsaal zu installieren, dann muß wirklich bis auf den letzten Nagel und bis auf das letzte Brett alles heraus, was in diesem Schuppen drin war. Und vor der Halle türmen sich Berge von Schutt. Soll dagegen die Lagerhalle für Baustoffe nur in eine Lagerhalle für Brennstoffe umgewandelt werden, dann wird sich das dazwischenliegende Chaos in Grenzen halten.

Halten Sie sich nun das Leben eines Alkoholikers vor Augen. Ein Alkoholiker ist ein Mensch, dem fast jede innere Ordnung abhanden gekommen ist, in seinem Kopf herrscht Chaos. Ich habe einmal über mich selbst gesagt: »Ich war ein Terrorist« – ja, ich habe mich selbst terrorisiert. Terroristen müssen nicht mit dem Molotowcocktail in der Hand herumlaufen, es gibt auch Terroristen im Frack. Ich war ein solcher, chaotisch und terroristisch gegen mich selbst und meine Umgebung. Ich war aber erst in der Lage, eine neue Ordnung zu schaffen, nachdem ich die alte zertrümmert hatte. So etwas geht nicht innerhalb von drei Wochen. Ich habe dazu zwanzig Jahre gebraucht, und ich bin noch längst nicht damit fertig.

Das Ziel dieser Neuordnung ist auf gar keinen Fall die Abstinenz allein – das wäre viel zu einfach gedacht. Die Abstinenz ist vielmehr die Voraussetzung dafür, daß ein neues Denken beginnen kann. Und mit einem neuen Denken können wir Alkoholiker eine neue Ordnung in unser Leben bringen. Dazu aber ist es unbedingt notwendig, daß wir mit den alten Denkstrukturen gründlich aufräumen.

Ohne diese gewiß schmerzliche Prozedur sind alle weiteren Versuche, sich zu ändern, zum Scheitern verurteilt. Solange man an alten Strukturen klebt, kann man keine wirklichen Fortschritte machen. Eines allerdings kann man tun: Man kann alte Gewohnheiten überdenken und sorgfältig in die neue Lebensordnung einfügen. Ich will damit sagen: Wenn wir Alkoholiker unser bisheriges Leben überblicken, werden wir feststellen, daß ja bei weitem nicht alles daran schlecht gewesen ist. Wir haben schließlich nicht immer nur getrunken, sondern glücklicherweise auch andere Dinge getan, die positiv waren. Wir können vieles, wir wissen vieles, wir haben auch im wesentlichen – mit alkoholbedingten Abstrichen – freundliche Beziehungen zu unserer Umgebung. Das alles soll ja beibehalten werden, aber es muß dem ein neuer Platz in unserer inneren Ordnung eingeräumt werden. Der Alkoholkranke muß eine schonungslose Bilanz seines bisherigen Lebens aufstellen und ihm dann eine grundlegend neue Ordnung geben.

Meinen Patienten rate ich, mit einem Stundenplan anzufangen. Sie schreiben sich genau auf, womit sie von Montag früh bis Sonntag abend ihre Zeit verbracht haben. Einige feste Rahmenpunkte sind ja mit Schlafens- und Essenszeiten gesetzt, aber was tun sie, nachdem das Allernötigste erledigt ist? Für diejenigen, die eine geregelte Arbeit haben, ist das kein großes Problem, aber für alle anderen ist das sehr viel schwieriger. Sie haben keinen vorgegebenen Arbeitsrhythmus, sondern müssen sich einen solchen erst erarbeiten. Dazu soll dieser Stundenplan dienen. Ohne einen solchen Plan wird es schwer sein, die Übersicht über das zu behalten, was passiert ist – da sind einfach zu viele »Zeitlöcher«. Und da wir Alkoholiker leider dazu neigen, diese »Löcher« mit Alkohol zu füllen, müssen wir uns etwas Sinnvolles einfallen lassen, um dies zu verhindern. Es ist ein physikalisches Gesetz, daß ein Vakuum danach strebt, gefüllt zu werden – aber bitte nicht mit Schnaps! Eine neue Ordnung zu schaffen ist eine großartige Aufgabe, aber es erfordert auch eine große Anstrengung, in der man niemals nachlassen darf.

Sie sind nicht allein! Erarbeitung neuer sozialer Bezüge

Den Alkoholiker in der Endphase seiner Suchtentwicklung hat man sich nicht mehr als den Mittelpunkt irgendeiner fröhlichen Stammtischrunde vorzustellen, sondern eher als eine Person, die am Rande existiert. Er bewegt sich nicht mehr im Kreis von Menschen, die auf sozial anerkannte Weise Alkohol konsumieren, sondern er trinkt in erster Linie für sich allein. Es spielt keine Rolle, ob er nur ein Gläschen Schnaps heimlich trinkt oder eine ganze Flasche – die Heimlichtuerei an sich ist entscheidend.

Wo die Wende vom angepaßten zum pathologischen Trinken stattgefunden hat, ist in der Rückschau kaum zu bestimmen. Wenn man einen Alkoholiker fragt, seit wann er abhängig sei, wird er allenfalls einen ungefähren Zeitraum angeben können. Das ist auch völlig richtig. Es funktioniert nun einmal nicht so, daß man sagen könnte: An jenem Tag war er noch gesund, aber an jenem schon suchtkrank. Der Übergang ist fließend, und das gilt für jede Form der Sucht. Wenn jemand allerdings so weit ist, daß er glaubt, seinen Alkoholkonsum vor anderen verbergen zu müssen, ist das in der Regel ein klares Indiz für eine bereits fortgeschrittene Suchtentwicklung.

Um die Entstehung einer Sucht nachzuvollziehen, ist es besonders wichtig, sich ein klares Bild von der sozialen Umgebung zu machen, in der es zu dieser Fehlentwicklung kam. In meinem Fall spielte z. B. das Vereinswesen eine nicht unerhebliche Rolle – die Vorliebe der Deutschen für Vereinigungen und Verbände ist ja schon fast sprichwörtlich. Ich habe mich einmal in sehr kurzem Abstand an der Gründung von sieben Vereinen beteiligt. Ich denke, daß auch das schon mit meinem suchthaften Charakter zusammenhing.

Die Mitgliedschaft in einem Verein ist natürlich eine Gelegenheit, auf eine gesellschaftlich akzeptierte Art und Weise Alkohol zu trinken, gleichgültig, ob es sich um einen Bibelverein, einen philatelistischen Verein, einen Fußballklub oder einen Schützenverein handelt. Fast überall wird in einem gewissen Maß getrunken. Von vielen Vereinen wird immer wieder behauptet: »Da wird ja nur gesoffen!«

Meistens ist das nicht wahr. Oft ist es vielmehr so, daß einzelne Vereinsmitglieder, die sehr viel mehr als die übrigen trinken, nach einer gewissen Zeit nicht mehr als geachtete Mitglieder akzeptiert werden. Aus der Vereinigung ausgeschlossen wird deshalb allerdings niemand. Schließlich ist es für eine solche Gemeinschaft – ganz gleich, welcher Größenordnung – eine ungemein praktische Angelegenheit, einige ausgewiesene schwarze Schafe zu haben, auf die man immer dann anklagend verweisen kann, wenn es ums Trinken geht oder um Untreue, Unzuverlässigkeit oder sonst eine unerwünschte Verhaltensweise. Indem man über die Mängel eines anderen Menschen schimpft, distanziert man sich ja von den eigenen Unzulänglichkeiten und sichert seinen eigenen Standpunkt auf der »guten« Seite ab. Auf diese Weise spielt der Alkoholiker dann oft die höchst willkommene Rolle des Fußabtreters.

Es geht mir hier darum, einen Weg zu zeigen, wie man als Alkoholiker aus dieser entwürdigenden Außenseiterposition herauskommt.

Ein solcher Ausweg ist allerdings fast immer mit Zerwürfnissen und dem Abbruch alter Kontakte verknüpft. Wenn ein Alkoholkranker diese Schritte unternommen hat, wird er sich wahrscheinlich irgendwann fragen: »Wo sind eigentlich meine Freunde geblieben?« Ich bitte meine Patienten, daß sie dann auch nicht vergessen, gleich eine zweite Frage zu stellen: »Waren das eigentlich wirklich Freunde, oder waren das nur Saufkumpane?«

Wenn der Betroffene dann zu dem Schluß kommt, daß ihm noch ein oder zwei wirkliche Freunde geblieben sind, dann kann er sich glücklich schätzen. Möglicherweise steht er aber auch ganz allein da – und das ist bitter, insbesondere für diejenigen Menschen, die ohnehin ohne einen Partner leben.

In einer solchen Situation ist eine Selbsthilfegruppe nicht nur eine wichtige Hilfe, sondern oft sogar die einzige Grundlage, auf der es dem Alkoholiker möglich ist, sich ein neues Leben zu schaffen. Schon in dem Moment, in dem er den ersten Schritt in die Gruppe tut, ist der Alkoholkranke nicht mehr allein. In der Selbsthilfegruppe wird er Menschen kennenlernen, mit denen er seine Erfahrungen teilen kann und vor denen er sich nicht wegen seiner Krankheit zu schämen braucht.

Ich habe schon von vielen Patienten zu hören bekommen: »Solange ich zur Gruppe ging, bin ich trocken geblieben. Als ich die Gruppenbesuche vernachlässigt habe, bin ich wieder umgefallen.« Das sollte auch niemanden wundern, denn wenn man in einem Kreis von Personen verwurzelt ist, an deren Wertschätzung einem gelegen ist und die einem mit Rat und Tat zur Seit stehen, dann kann man auch nicht so leicht umgeblasen werden, als wenn man allein den Stürmen des Lebens zu trotzen versucht.

Allerdings sollte der Alkoholkranke es vermeiden, gleich mit einem Riesenschritt von der einen Außenseiterrolle in die nächste zu wechseln. Viele abstinente Alkoholiker blicken mit Verachtung auf andere Menschen herab, die nie über den Sinn ihres Lebens nachdenken und ihr Leben angeblich vertrödeln. Es ist zu leicht für uns Abstinente, uns – wenn wir einmal unsere Sucht bezwungen haben – über die anderen zu erheben und zu behaupten, wir hätten unserem Leben ja eine Richtung und ein Ziel gegeben. Schließlich blieb uns auch nichts anderes übrig, sonst wären wir an der Flasche zugrunde gegangen.

Die Selbsthilfegruppe ist also eine unschätzbare Hilfe bei der Weiterentwicklung der Persönlichkeit; sie sollte allerdings auch nicht zu einer ständigen Krücke oder gar zum einzigen Lebensinhalt werden. Zunächst einmal aber sollte man über ein Jahr lang konsequent mindestens einmal wöchentlich hingehen, unter Umständen sogar jeden Tag.

In den USA habe ich einen Mann kennengelernt, der täglich zweimal zur Selbsthilfegruppe geht. Die Gruppensitzung dauert dort nur eine Stunde. Dann lebe er ja nur noch in der Gruppe, meinte ich. Seine Antwort war: »Okay, aber das ist immer noch besser, als in der Kneipe zu verrecken!«

In derselben Selbsthilfegruppe war auch eine Frau, etwa Mitte Fünfzig. Sie war nicht im gängigen Sinne schön, besaß aber eine ungeheure Ausstrahlung. Als ich mich mit ihr über die Gruppe unterhielt, erzählte sie: »Ja, ich bin auch Alkoholikerin, seit 35 Jahren trocken, und ich gehe immer noch jede Woche zweimal zur Gruppe.«

Jeder muß für sich entscheiden, welche Bedeutung er der Selbsthilfegruppe in seinem Leben einräumen möchte. Für manche wird sie das ganze Leben hindurch ein unverzichtbarer Begleiter sein, für andere das Sprungbrett in ein neues Selbst.

Bearbeitung von Rückfallursachen

Die Geschwindigkeit, mit der Alkoholiker von einer Sucht auf die andere umsteigen, ist bisweilen erschreckend. Vor allem die Tablettenabhängigkeit ist eine Falle, in die schon so mancher frisch »geheilte« Alkoholkranke getappt ist, und zwar nicht zuletzt wegen der mangelnden Vorsicht der behandelnden Ärzte.

Um sich einer suchtfreien Zukunft zu versichern, muß der Alkoholiker aber nicht nur Tabletten meiden, sondern er muß sich überhaupt ein Bild davon machen, wo die schlimmsten Gefahren für einen Rückfall liegen.

Gerade in der deutschen Küche ist das Angebot an Alkohol leider überaus reichhaltig. Alkohol ist nicht nur in Getränken enthalten, die offen als Spirituosen deklariert sind, sondern auch in zahlreichen anderen Nahrungs- und Genußmitteln. Abgesehen von den allseits bekannten mit Weinbrand gefüllten Schokoladen, Pralinen und Backwaren gibt es z. B. auch alkoholhaltige Wurst- und Schinkensorten, Alkohol im Käse und in Marmeladen.

Ich kann mich gut an den wütenden Anruf eines Lehrers erinnern, der in berechtigtem Zorn darauf hinwies, daß mit 38%igem Apfelschnaps gefüllte alkoholhaltige Bonbons in Supermärkten feilgeboten wurden, und zwar in von Kindern erreichbarer Höhe. An seiner Schule war es schon mehrfach vorgekommen, daß Kinder angetrunken zum Unterricht erschienen, weil sie diese Bonbons in großer Menge gegessen hatten. Dem Geschäftsverlauf dieser Supermarktkette mag eine solche Verkaufspolitik zuträglich sein; für die Gesundheit der Kinder ist sie in jedem Fall verheerend.

Alkohol gibt es aber auch in sehr vielen Hygieneartikeln. Ich denke dabei ganz besonders an Mundwässer wie z. B. Odol.

Hierbei fällt auf, daß das Wort »Alkohol« in den Produktinformationen immer wieder unterschiedlich geschrieben wird: einmal mit »k«, dann wieder mit »c«; einmal wird er als »Ethanol« bezeichnet und dann wieder als »Äthanol«. Zwar sind alle diese Schreibweisen korrekt; ich habe aber dennoch den Eindruck, daß sie verwendet werden, um den Kunden zu verwirren und die Gefährlichkeit dieses Inhaltsstoffes zu verschleiern.

Ich möchte an dieser Stelle noch einmal betonen, daß die genauen Prozentangaben für uns Alkoholiker absolut keine Rolle spielen. Es ist völlig gleichgültig, daß in Klosterfrau Melissengeist 76 %, in Odol nur 5 % und im angeblich alkoholfreien Bier bis zu 0,7 % Alkohol enthalten sind. Der Alkoholiker hat es im Grunde genommen ganz leicht: Alkoholhaltige Nahrungs- und Genußmittel sind tabu, unabhängig von Menge und Stärke. Sie haben keinen Platz mehr in seinem Leben!

Auch fast alle flüssigen Medikamente enthalten Alkohol. Das gilt insbesondere für homöopathische Mittel, die sich ja zunehmender Beliebtheit erfreuen.

Wer also als Alkoholiker solche Tropfen oder Tinkturen einnimmt, der sollte sich vorher informieren, ob sie Alkohol enthalten. Wenn er dies unterläßt und infolgedessen einen Rückfall erleidet, hat er das allein seiner eigenen groben Fahrlässigkeit zu verdanken. Viele Alkoholkranke sagen in einer solchen Situation: »Aber ich habe die Medizin doch vom Doktor bekommen!« Das ist der beste Beweis dafür, daß diese Alkoholiker ihre Krankheit nicht begriffen haben, vor allem nicht die Notwendigkeit der Selbstverantwortung. Sie verharren in ihrem kindlichen Verhalten und schieben die Verantwortung für ihren Zustand dem Arzt zu.

Auch beim Zahnarzt muß der Alkoholiker besondere Vorsicht walten lassen. Die weitaus meisten Säuberungsmittel für die Zähne enthalten Alkohol. Eine gute Alternative stellt Chlorphenol-Kampfermenthol dar, das in jeder Zahnarztpraxis vorhanden ist. Der Alkoholiker sollte den Arzt ausdrücklich darauf hinweisen, daß er nur mit alkoholfreien Mitteln behandelt zu werden wünscht.

Eine weitere Schwierigkeit beim Zahnarzt kann die Leitungsanästhesie sein, nach der sich bei manchen Alkoholikern Entzugserscheinungen einstellen. Daran läßt sich nichts ändern, da viele Eingriffe nun einmal so schmerzhaft sind, daß der Patient sie ohne Betäubung schlecht überstehen würde und gegebenenfalls zum Alkohol als Betäubungsmittel griffe. Besagte Entzugserscheinungen sind allerdings in erster Linie ein mentales Problem. Wenn der Alkoholkranke sich von vornherein darauf einstellt, daß die Behandlung oder Vorbehandlung notwendig ist, kann er sie ohne Schwierigkeiten überstehen. Wenn er aber, auch wenn das weit hergeholt zu sein scheint, zum Zahnarzt geht, um sich auf diese Weise seinen Rausch zu besorgen, und sei er noch so klein, dann ist das sein Problem. Die Verantwortung liegt auch in diesem Fall ganz allein beim Alkoholiker.

Ich bitte meine Patienten immer wieder, auf der Hut zu sein und alle Nahrungsmittel, die sie zu sich nehmen, genau zu prüfen. Egal in welchem Lokal sie verkehren, ob in der Imbißbude oder in einem Fünf-Sterne-Restaurant, sie können immer fragen, ob in den Speisen Alkohol enthalten ist. Dafür darf sich niemand zu schade sein.

Damit will ich natürlich nicht etwa behaupten, daß man sich an einer Schwarzwälder Kirschtorte oder an einer Weinschaumsoße betrinken könne. Aber die Summe dieser winzigen Alkoholmengen führt mittelfristig fast immer zum Rückfall.

Einer meiner Patienten aß z. B. leidenschaftlich gern kleine Kuchen, und zwar bis zu zwanzig Stück am Tag. Auf den Einzelpackungen stand zwar nichts von Alkohol, wohl aber auf der Sammelpackung. Das hatte er aber nicht gelesen, weil nicht er die Sammelpackungen kaufte, sondern seine Sekretärin. Die Folge war, daß er nach einigen Monaten zwei Flaschen Bier trank und umgehend einen schweren Rückfall erlitt. Eine andere Patientin erlebte das gleiche Spiel mit Odol.

Also: Wenn ein abstinenter Alkoholiker auf irgendeine Weise eine noch so kleine Menge Alkohol aufnimmt, dann verschluckt er gewissermaßen eine Zeitbombe. Er weiß nicht, wie lang die Lunte ist und wann die Bombe hochgeht, aber *daß* sie hochgeht, dessen kann er sich sicher sein!

Es kann durchaus vorkommen, daß er dieses unverantwortliche Verhalten über ein halbes Jahr oder sogar länger durchhält. Vielleicht trinkt er in dieser Zeit öfter mal ein Glas Wein zum Essen und verkündet aller Welt mit Stolz, er sei ein Alkoholiker, der das angepaßte Trinken wieder gelernt habe. Das allerdings hat bisher noch nahezu niemand für den Rest seines Lebens durchgehalten.

Zum angepaßten Trinken hat ein amerikanisches Psychologen-Ehepaar vor vielen Jahren eine Versuchsreihe durchgeführt, deren Ergebnisse ebenso tragisch wie lehrreich waren. Die beiden hatten eine Anzahl von nach dem Zufallsprinzip ausgewählten alkoholkranken Patienten mit einer bestimmten Aversionstherapie behandelt. Bei Nachuntersuchungen stellten sie fest, daß ein sehr hoher Prozentsatz dieser Patienten anscheinend wieder angepaßt trinken konnte.

Die Veröffentlichung ihrer Arbeit schlug hohe Wellen und veranlaßte viele Alkoholiker, nicht mehr ganz so streng mit sich zu sein. In der Folgezeit stieg die Zahl der Todesfälle durch Alkohol so signifikant, daß eine Kommission beauftragt wurde, den Versuch nachzuvollziehen und die Ergebnisse noch einmal zu überprüfen. Diese Kommission hatte große Mühe, die ehemaligen Patienten ausfindig zu machen, und mußte schließlich feststellen, daß nur ein kleiner Bruchteil der Versuchsgruppe noch ein normales Leben führte. Die Mehrzahl war rückfällig geworden, und ein größerer Teil war am Alkohol gestorben.

Der Prozentsatz an Alkoholkranken, die tatsächlich in der Lage sind, das angepaßte Trinken wieder zu erlernen und ein Leben lang nicht in ihr suchthaftes Verhalten zurückzufallen, ist verschwindend gering und bewegt sich wahrscheinlich in einer Größenordnung von ein oder zwei Prozent.

Stellen Sie sich vor, Sie führen zum Flughafen und die Stewardeß begrüßte Sie mit den Worten: »Wir freuen uns, Sie an Bord begrüßen zu dürfen. Ihr Wohlbefinden während der Reise ist unser wichtigstes Anliegen. Falls Sie also irgendwelche Wünsche haben, stehen wir Ihnen jederzeit zur Verfügung. Wir müssen Sie allerdings darauf hinweisen, daß von 100 unserer Flugzeuge durchschnittlich 98 abstürzen.« Sie zucken daraufhin nur mit den Schultern und sagen: »Das ist mir gleich. Ich gehöre bestimmt zu denen, die oben bleiben.«

Genauso wahnwitzig verhält sich ein Alkoholiker, der mit dem Trinken wieder anfängt, weil er glaubt, es jetzt kontrollieren zu können. Er läßt sich damit auf ein Spiel ein, im Vergleich zu dem sich russisches Roulett wie Mau-Mau ausnimmt.

Über den zahlreichen Substanzen, auf die der Alkoholiker achtgeben muß, darf man natürlich nicht vergessen, daß es auch rein psychische Rückfallursachen gibt. Am wichtigsten sind hierbei wohl diejenigen, die ich in einem vorangegangenen Kapitel unter dem Begriff der Beziehungsstörung zusammengefaßt habe.

Hierbei gilt allgemein, daß gerade wir Alkoholiker uns um Offenheit und Harmonie in allen unseren Beziehungen bemühen müssen. Wir dürfen Probleme nicht vor uns herschieben oder Konflikte unausgesprochen lassen; denn solche unaufgelösten Dissonanzen können schließlich wieder zur Ursache für einen Rückfall werden.

Das heißt allerdings keineswegs, daß wir Alkoholiker etwa rechte Sensibelchen sind; wir können ganz robust durchs Leben gehen und auch so manchen Schlag wegstecken. Aber wir können uns keine unklaren Beziehungen leisten, keine Geheimniskrämereien und doppelten Spiele, kein heimliches Fremdgehen und keine Betrügereien. Und das ist in diesem Falle gar nicht so sehr eine Frage der Moral als vielmehr eine des blanken Selbstschutzes. Tatsächlich ist z. B. ein Seitensprung oft eine der Hauptursachen, wenn Männer nach 25 Jahren wieder rückfällig werden.

Wie sorgfältig der Alkoholkranke bei der Auswahl seiner Speisen und Getränke sein muß, habe ich bereits hinlänglich erläutert. Er muß aber ebensoviel Vorsicht bei der Auswahl seiner Freunde walten lassen. Wenn er feststellt, daß er nur Freunde und Bekannte hat, die viel trinken, dann sollte er sich schleunigst von ihnen verabschieden. Bei diesen »Freunden« wird es sich nämlich allzuoft nur um Saufkumpane handeln, die in seinem zukünftigen Leben keine Rolle mehr spielen dürfen. Daß diese Menschen eigentlich auch eine Therapie machen müßten, ist deren Sache, nicht seine.

Besonders wichtig ist es, daß der Alkoholiker das »Neinsagen« lernt – nicht nur zum Alkohol, sondern auch zu Überforderungen im täglichen Leben. Er muß lernen, klare Grenzen zu ziehen und zu sagen: »Das mache ich, und das mache ich nicht!« Er darf sich nicht mehr Pflichten aufbürden lassen, als er bewältigen kann; und er darf es nicht mehr einfach hinnehmen, wenn andere Menschen ihn verletzen. Mich hat es sehr viel Kraft gekostet, mich rigoros von Menschen zu trennen, die meinten, mich verletzen und beleidigen zu können. Aber es war die Anstrengung wert, und anders hätte ich wohl nicht dauerhaft gesunden können.

Wenn der Alkoholiker alle diese Gefahrenpunkte vermeidet, kann er sein Fließgleichgewicht in Ordnung halten und wird so leicht keinen Rückfall mehr erleiden.

Wer ist der Konstrukteur Ihres Lebens? Erarbeitung eines Lebensplans

In diesem Kapitel werden uns die drei Hauptfragen der Menschheit beschäftigen: Woher komme ich? Wohin gehe ich? Was ist meine Aufgabe hier?

Es gibt unzählige religiöse und philosophische Lehren, die diese Fragen auf ihre eigene Weise stellen und beantworten. Um eine eigene Antwort geben zu können, muß man sich aber zunächst einmal darüber klarwerden, was ein Mensch überhaupt ist. Dabei beginnt man vielleicht am besten mit dem Bereich, über den sich schlechterdings nicht streiten läßt, den physischen Tatsachen.

Woraus besteht ein Mensch? Er besteht aus Fleisch und Knochen, Blut, Sehnen, einem Hirn, Nerven, inneren Organen und so fort – mit anderen Worten: aus einem Sammelsurium von organischen und nichtorganischen Substanzen.

Daneben gibt es aber offensichtlich noch etwas anderes, das man auf verschiedene Weisen beschreiben kann – als den Zweck, der alle diese Teile zusammenhält, oder einen lenkenden Geist, der mehr ist als nur reine Stofflichkeit.

Man könnte auch sagen: Der Mensch besteht aus einem materiellen und einem immateriellen Teil. Diesen immateriellen Teil wollen wir hier als Seele bezeichnen. Der Mensch ist Körper und hat eine Seele. Oder umgekehrt: Der Mensch ist Seele und bewohnt einen Körper.

Vom materiellen Teil des Menschen, von seinem Körper, wissen wir, daß er sterblich ist. Aber was bedeutet das: Sterben? Das ist die wahrscheinlich älteste Angst, die den Menschen plagt – die Ungewißheit angesichts dessen, was ihn nach dem Tod erwartet. Unter dem Tod stellt sich jeder Mensch etwas anderes vor, aber meistens nicht gerade etwas

Angenehmes. Für manche Menschen ist der Tod das endgültige Ende ihrer Existenz – eine absolute und nicht weiter befragbare Grenze, jenseits der schon die bloße Vorstellung eines Selbst jede Bedeutung verliert.

Wenn man all das einmal vom rein physikalischen Standpunkt her betrachtet, dann ist der materielle Tod aber nicht etwa eine völlige Auslöschung, sondern nichts anderes als eine Wandlung: Die hochorganisierte Ganzheit des menschlichen Körpers zerfällt in eine Vielzahl weit weniger komplexer Strukturen. Wir wissen aus der Thermodynamik, einem Zweig der Physik, daß die Summe der Energie in der Welt immer gleich bleibt, unabhängig davon, in welcher Form sich diese Energie darstellt, ob als Strahlung oder als Materie – Energie wandelt sich und verteilt sich unterschiedlich im Raum, aber niemals kann etwas von ihr verlorengehen oder dazukommen. So lautet in vereinfachter Darstellung der Inhalt des sogenannten Energieerhaltungsgesetzes, eines der grundlegendsten Gesetze der modernen Physik.

Man könnte diese Gesetzmäßigkeit an den Anfang einer Spekulation über das Wesen dessen, was wir als Seele bezeichnen, stellen. Das will ich an dieser Stelle allein schon aus dem Grunde nicht tun, daß sich die Mehrzahl meiner Leser darin einig sein wird, daß der immaterielle Teil unseres Selbst, die Seele, unseren physischen Tod überlebt. Während unsere körperliche Hülle sich verwandelt und zerfällt, existiert die Seele weiter. Sie ist also unsterblich. Die Logik sagt uns, daß ein unsterbliches Wesen nicht »geboren« worden sein kann, und durch ihre bloße Dauer entzieht sich seine Existenz überhaupt unserer Erkenntnis.

Welcher unserer beiden Teile ist aber der wertvollere, der Körper oder die Seele? Um uns darüber klarzuwerden, müssen wir erst einmal wissen, was für ein Maßstab unserer Bewertung zugrunde liegt. Als »wertvoll« bezeichnen wir normalerweise Gegenstände, die selten oder unersetzbar sind, etwa weil sie von weit her kommen. Sie müssen deshalb keineswegs einen pekuniären Wert besitzen. Nehmen Sie beispielsweise eine einfache Schale, wie man sie benutzt, um darin Salat zuzubereiten. Eine solche Schale können Sie im Supermarkt für vielleicht zehn Mark kaufen. Wenn Sie eine ähnliche Schale aus Indien mitbringen, zahlen Sie dafür unter Umständen nur einen winzigen Bruchteil dieses Preises. Obwohl diese Schale im Grunde genommen die gleiche Funktion erfüllt und ihr materieller Wert geringer ist als der ihres deutschen Gegenstücks, bedeutet sie Ihnen doch viel mehr. Sie ist nämlich von weit her gekommen. Dieses »weit her« kann man auch als einen zeitlichen Begriff auffassen. Wenn Sie also eine Schale aus dem alten Babylon fänden, dann wäre ihr rein materieller Wert minimal, ihr ideeller Wert aber unschätzbar.

Wenn wir dies zusammenfassen wollen, können wir also sagen, daß wir unseren Wertungen stets Kategorien zugrunde legen, die Raum und Zeit entnommen sind. Wie aber soll man mit solchen Kategorien eine Wesenheit erfassen, die Raum und Zeit enthoben ist? Die Seele ist also im eigentlichen Sinne *unschätzbar,* ihr Wert läßt sich überhaupt nicht mit dem des vergänglichen materiellen Anteils des Menschen vergleichen. Das irdische Dasein des Körpers umfaßt 70 oder 80, bestenfalls knapp über 100 Jahre. Was ist das schon angesichts des ewigen Lebens der Seele? Ich glaube, daß mir kaum jemand widersprechen wird, wenn ich aus dem bisher Gesagten die Folgerung ableite, daß der Seele mehr Bedeutung beizumessen sei als dem Körper.

Nun drängt sich die Frage auf: Wer hat uns geschaffen? Über die Herkunft des Körpers wissen wir Bescheid: Seine Existenz haben wir der geschlechtlichen Verbindung zweier Menschen zu verdanken. Das aber ist nichts weiter als das, was Sie auf jedem Hühnerhof studieren können. Es ist jedenfalls kein Verdienst unserer Eltern und schon gar keine Grundlage, um irgendwelche Besitzansprüche anzumelden.

Wenn wir anerkennen, daß die Seele ewig und unsterblich ist, ist es widersinnig zu behaupten, daß unsere Eltern, die ja selbst sterblich sind, sie geschaffen haben könnten. Sie haben nichts weiter getan, als ein fleischliches Gefäß zur Verfügung zu stellen, in welches eine Seele einziehen kann.

Unsere Seele ist also nicht das Geschöpf unserer Eltern; sie ist nicht ihre Tochter oder ihr Sohn. Das wiederum heißt, daß jeder vom ersten Moment seines Lebens an eine absolut eigenständige Persönlichkeit ist, die zwar zweifelsohne der Pflege und der Erziehung bedarf, mehr aber auch nicht. Wir sind nur für eine gewisse Zeit in die Obhut unserer Eltern gegeben.

Das bedeutet aber auch, daß jeder erwachsene Mensch für sich selbst verantwortlich ist. Solange man die Obhut der Eltern noch nicht verlassen hat, mag man ihnen die Schuld zuschieben, wenn etwas mit dem eigenen Leben schiefläuft, mag man gegen sie opponieren und sie vielleicht sogar hassen. Sobald man aber einmal auf eigenen Beinen steht, gibt es nur noch einen Menschen, der für einen die Verantwortung zu tragen hat: einen selbst.

Wie oft hört man Menschen sagen: Wenn es wirklich einen lieben Gott gäbe, dann dürfte es dieses oder jenes Verbrechen nicht geben. Wer so spricht, vergißt aber, daß es sich hier um menschliche und keineswegs um göttliche Probleme handelt. Ebensowenig wie erwachsene Kinder die Verantwortung für ihre Probleme den Eltern zuschieben können, ist Gott für unsere menschlichen Verirrungen verantwortlich zu machen. Wir Menschen müssen unsere Probleme selbst losen, nicht Gott.

Wenn es aber tatsächlich unabhängig von Raum und Zeit ein Wesen gibt, das unsere Seelen und die Welt, die sie bewohnen, geschaffen hat, dann ist es nicht nur vermessen, sondern schlicht und einfach unsinnig anzunehmen, daß wir von unserem beschränkten Standpunkt aus seinen Plan durchschauen könnten. Unser irdischer Horizont umspannt lächerliche achtzig Jahre, und während dieses Zeitraums sind wir so an unsere vier Dimensionen gebunden, daß wir nicht einmal die Vorstellung der Ewigkeit in uns zu fassen vermögen.

Wenn uns also die Tatsache, daß beispielsweise ein Kind mit einer so schweren Behinderung wie einer offenen Wirbelsäule zur Welt kommt, abscheulich und grausam erscheint, dann verkennen wir, daß wir über den Sinn und Zweck seines Daseins letztlich genausowenig, ja noch weniger als über den Sinn unserer eigenen Existenz wissen. Wir können in Wirklichkeit nichts darüber sagen, was es bedeutet, in diesem oder jenem Körper zu leben. Daß uns Menschen viele Dinge und Ereignisse als sinnlos erscheinen, liegt vielleicht nur an der Beschränkung unserer eigenen Sinne. Wir aber sind arrogant genug zu glauben, daß etwas, das wir mit unseren fünf Sinnen und unserem Verstand nicht erfassen können, auch nicht existieren könne.

Das ist auch der Grund, daß ich an meine Patienten immer eine Bitte richte: Fragen Sie sich nicht immer, warum dies und jenes so ist, wie es ist! Die Frage nach dem »Warum« berührt einen Bereich, der unserer Beeinflussung ganz und gar entzogen ist, nämlich die Vergangenheit. Wenn man sich also fragt »Warum bin ich zum Alkoholiker geworden?« und dann die Ursachen zurückzuverfolgen versucht, wird man zunächst einmal bei den Eltern landen und vielleicht sagen: »Weil mein Vater Alkoholiker war.« In der Regel beläßt man es schon bei der Beantwortung dieser ersten Frage. Das ist aber inkonsequent, denn im Grunde müßte man die Ursache seines Leids dann bis zu Adam und Eva zurückverfolgen (was die Bibel ja auch tut, mit allseits bekannten Ergebnissen). In einem solchen Zusammenhang aber löst sich der Begriff der Verantwortung in Nebel auf.

Und was hat man davon, wenn man all seine Gedanken darauf verschwendet, über Dinge nachzugrübeln, an denen man nicht mehr das Geringste zu ändern vermag? Und wenn man sein Leben als sinnlos zu erkennen glaubt, wird einem das in irgendeiner Weise dabei weiterhelfen, das eigene Leben zum Besseren zu wenden? Und schließlich, was sollte es geben, das mehr zählte als das?

Es geht im Leben nicht um das »Warum«, sondern um das »Wozu«. Mit anderen Worten: Wer es schafft, sich in jeder Situation zu fragen: »Was kann ich daraus lernen?«, statt seine Zeit mit müßigen Schuldzuweisungen zu vertrödeln, der münzt sich die angebliche Unbill des Lebens in eine Währung um, die überall Kredit hat: Erfahrung. Er lernt, die Schwierigkeiten, die ihm begegnen, als Herausforderungen zu begreifen.

Jeder von uns hat schon einmal in seinem Leben eine Prüfung ablegen müssen, gleich ob es sich um die Führerscheinprüfung, die Gesellenprüfung oder ein Staatsexamen gehandelt hat. Und jeder wird festgestellt haben: Je anstrengender die Vorbereitung und je schwerer die Prüfung, desto größer war hinterher die Freude über ein gutes Ergebnis und das Selbstvertrauen, daß man auch zukünftige Prüfungen werde bestehen können. Genauso kann jeder Mensch sich entscheiden, sich seiner Verantwortung zu stellen; und mit wachsendem Erfolg wird ihm diese Last immer leichter werden.

Wenn wir etwas im Leben erreichen wollen – sei es ein hohes Ansehen, eine hohe soziale Position oder eine dicke Brieftasche oder auch ganz einfach nur die Gewißheit, das Richtige getan zu haben –, dann müssen wir viele Prüfungen ablegen. Nun verteilt das Leben allerdings andere Noten als die Handwerkskammer; und die Zeugnisse, die es uns ausstellt, kann man auch nicht an die Wand nageln. Aber beispielshalber denke man einmal an Henry Ford und Mutter Theresa: Wer von den beiden hat wohl mehr Prüfungen in seinem Leben durchlaufen? Wer von beiden konnte mit reinem Gewissen zu sich sagen: »Ich habe das Richtige getan!«?

Die meisten Alkoholiker können mit Fug und Recht von sich behaupten, daß sie auf ihrem Lebensweg eine enorme Fülle von Prüfungen abzulegen hatten. Aber die erschwerten Prüfungsbedingungen, wegen derer wir mehr als einmal nicht bestanden haben, waren von uns selbst geschaffen. Niemand hat uns den Alkohol eingetrichtert; wir haben ihn selbst getrunken und unter dem gelitten, was er mit uns anstellte. Wir mußten daran wachsen oder untergehen. Und wer bis hierhin noch nicht auf der Strecke geblieben ist, der muß ebensooft wieder aufgestanden sein, wie er gefallen ist.

Wenn ich also einen neuen Patienten frage: »Wer ist der Konstrukteur Ihres Lebens?«, dann gibt es darauf meiner Ansicht nach nur eine vernünftige Antwort: »Ich selbst!«

Die Rolle der Angehörigen

Unbestritten ist, daß bei einer Suchtentwicklung die Angehörigen eine entscheidende Rolle mitspielen – nicht etwa, weil sie eine Mitschuld oder Verantwortung trifft, sondern im Gegenteil, weil sie Verantwortung für ein Geschehen übernehmen, welches sie weder begreifen noch steuern können. »Der Alkoholiker trinkt, solange die Umgebung dies zuläßt!«

Die Angehörigen übernehmen folgende Rollen:

1. Kamerad,
2. Krankenschwester,
3. Staatsanwalt und
4. Henker.

1. Der Kamerad

Zu Beginn eines noch unbemerkten Suchtgeschehens wird der »Kamerad« zunächst freundlich und freundschaftlich davon abraten, zuviel zu trinken, und gegebenenfalls auf die unangenehmen Folgen aufmerksam machen. Eventuell trinkt er sogar mit – einerseits, um die Zusammengehörigkeit zu untermauern, und andererseits, weil er hofft, die verfügbare Trinkmenge für den Betroffenen zu mindern.

2. Die Krankenschwester

Im Verlauf der Suchtentwicklung wird der Betroffene zunehmend hilfsbedürftig und unfähig, eigene Entscheidungen zu treffen. Seine gesamten Entscheidungsfindungen – bis hin zur

Verantwortung für seine Lebensführung – werden ihm von einem (oder mehreren) Angehörigen abgenommen, der mit dieser selbstgewählten Übernahme von Verantwortung eine neue – manchmal die einzige – Definition seiner eigenen Person erreicht. Der Angehörige unterliegt nicht nur einem deutlichen Leidensdruck, sondern auch der Verführung eines Leidensgewinns, da ihm die Anerkennung der Umgebung für seine aufopferungsvolle Tätigkeit zuteil wird.

3. Der Staatsanwalt

Im weiteren Verlauf wird der Alkoholiker wegen allem angeklagt und für schuldig befunden, was in seiner näheren und auch ferneren Umgebung geschieht: »Hättest du nicht getrunken, wäre das nicht passiert!« Da der Betroffene aufgrund seines schlechten Gewissens nicht widerspricht, wird der Angehörige in seiner anklagenden Position bestärkt, ohne nunmehr auf entlastende Momente zu achten.

4. Der Henker

Nachdem alle kameradschaftlichen Ratschläge, Hilfsangebote und selbst Anklagen nicht gefruchtet haben, kommt es zu Todesphantasien (wenn er doch nur gegen den Baum fahren oder aus dem Fenster springen würde!), Morddrohungen oder tatsächlich ausgeführtem Mord. Die Beziehung wird beendet, und häufig genug damit auch die Existenz des Alkoholikers. Bei der Rehabilitation ist unbedingt darauf zu achten, daß sowohl dem Betroffenen als auch den Angehörigen klargemacht wird, daß diese geschilderte Entwicklung keineswegs mit der neu beginnenden Abstinenz ihr Ende gefunden hat, sondern in allen Phasen *nun rückwärts wieder zu durchlaufen ist:*

Diese nun notwendige gegenläufige Entwicklung läßt sich wie folgt beschreiben:

1. Der Henker

Die totale Ablehnung der von Resignation und Hoffnungslosigkeit gezeichneten Familie kann keineswegs in kurzer Zeit durch eine Therapie oder durch ein Abstinenzversprechen durchbrochen werden. Es erfordert nun auch seitens des Betroffenen große Toleranz und viel Geduld, damit Mißtrauen, Wut und Trauer und die Schrecken der Vergangenheit nach und nach abgebaut werden können.

2. Der Staatsanwalt

Auch in der Abstinenzphase neigen Angehörige zu Schuldzuweisungen, die aus dem Mißbrauchsverhalten der Vergangenheit herrühren und unmittelbar oder mittelbar mit dem Trinken zusammenhängen können. Die ständige Wiederholung der leidvollen Vergangenheit behindert aber jede positive Entwicklung, so daß beide einem Autofahrer gleichen, der zwar nach vorne will, aber nur in den Rückspiegel schaut.

3. Die Krankenschwester

Der um seine Nüchternheit ringende Alkoholiker sieht sich ständigen Ermahnungen, Bevormundungen und Diskriminierungen ausgesetzt:

»Dieses Gericht darfst du nicht essen, da ist Alkohol drin!« Oder: »Für mich bitte ein Bier, für meine Frau ein Wasser, die darf keinen Alkohol!«

Diese an sich gutgemeinten Hilfsangebote führen zu Depressionen und deutlichen Trotzhaltungen des Alkoholikers. Jetzt erst recht!

4. Der Kamerad

Der Alkoholiker hat nun einen ständigen »Schatten«, der ihn zu jedem Fest und zu jeder Veranstaltung begleitet, um mögliche Gefahren abzuwehren: »Mach dir keine Sorgen, ich regle das schon für dich!« Der Kamerad plant die Wochenenden, die Ausflüge, die Veranstaltungen, regelt Essen und Getränke, kostet vor – und entmündigt den Alkoholiker mehr als je zuvor!

Erst nach der Überwindung dieser Phasen wird es dem Alkoholiker und seinem Angehörigen gelingen, ein eigenständiges Leben zu führen, ohne sich voneinander abhängig zu machen. Erst dann können beide eine erwachsene Beziehung auf einer neuen Basis beginnen.

10 Regeln gegen den Rückfall

1. Denken, Reden und Handeln sollen übereinstimmen!

2. Sprechen Sie Ihre Wünsche klar aus!

3. Machen Sie sich einen Zeitplan!

4. Sorgen Sie gut für sich selbst!
   Durch sorgfältige Auswahl von Nahrungsmitteln, Medikamenten, Kleidung – und Freunden!

5. Lernen Sie, »nein« zu sagen!

6. Sehen Sie die positiven Seiten aller Dinge!
   Nicht das »Warum«, sondern das »Wozu« ist wichtig!

7. Denken Sie groß von anderen und von sich selbst!

8. Nehmen Sie Kritik nicht persönlich!
   Achten Sie nicht auf die »Verpackung«, sondern auf den »Inhalt«!

9. Bemühen Sie sich heute, Ihr Bestes zu geben, dann wird die Gegenwart zur Ewigkeit!

10. Vergeben Sie anderen und sich selbst, und lieben Sie andere und sich selbst!

Literaturverzeichnis

Feuerlein, W.: **Alkoholismus – Mißbrauch und Abhängigkeit.** Entstehung, Folgen, Therapie. Stuttgart (Thieme), 1975, 4. überarb. u. erw. Aufl. 1989, S. 116–117.

Harsch, H.: **Hilfe für Alkoholiker und andere Drogenabhängige.** Gütersloh (Gütersloher Verlagshaus), 1976, 9. Aufl. 1993.

Kryspin-Exner, K./I. Demel/A. Springer: **Die stationäre Behandlung Alkoholkranker** – Methodik und Festlegung der Behandlungsdauer. Zitiert nach: W. Steinbrecher/H. Solms: **Sucht und Mißbrauch.** Stuttgart (Thieme), 6. Aufl. 1975, S. 56–68.

Lunkenheimer, H. U.: **Kurzzeittherapie für Alkoholkranke** – Behandlungsergebnisse, Kostenersparnis und internationale Erfahrungen. Berlin (Erich Schmidt), 3. Aufl. 1979, S. 59–64.

Schmidt, L.: **Alkoholkrankheit und Alkoholmißbrauch.** Definition – Ursachen – Folgen – Behandlung – Prävention. Stuttgart (Kohlhammer), 1986, 4. überarb. u. erw. Aufl. 1997.

Lesehinweise

Folgende Bücher werden zum Selbststudium empfohlen:

Carnegie, Dale: **Sorge dich nicht, lebe!** Neu übersetzt von Ursula Gaïl, revidierte Neuausgabe, München (Scherz), 1986.

Carnegie, Dale: **Wie man Freunde gewinnt.** Neu übersetzt von Hedi Hänseler, überarbeitete und revidierte Neuausgabe, München (Scherz), 1986.

Flach, Frederic: **Depression als Lebenschance.** Seelische Krisen und wie man sie nutzt. Reinbek (Rowohlt), 1978.

Peale, Norman V.: **So hast du mehr vom Leben.** Bergisch Gladbach (Bastei Lübbe), 1990.

Peale, Norman V.: **Die Kraft des positiven Denkens.** Bergisch Gladbach (Bastei Lübbe), 1992.

Nützliche Adressen

Alkoholentwöhnung Lohne
Brinkstr. 37
49393 Lohne
Tel.: (0 44 42) 92 91 10
Fax: (0 44 42) 92 91 30

*****

Al-Anon-Familiengruppen
Selbsthilfegruppen für Angehörige von Alkoholikern
Zentrales Dienstbüro
Emilienstr. 4
45128 Essen
Tel.: (02 01) 77 30 07

Anonyme Alkoholiker (AA) – Interessengemeinschaft e. V.
Gemeinsames Dienstbüro
Postfach 46 02 27
80910 München
Tel.: (0 89) 3 16 95 00
Die Kontaktstellen der AA sind auch in zahlreichen deutschen Städten unter der einheitlichen Rufnummer 1 92 95 erreichbar. Die jeweilige Ortsnetzkennzahl ist vor dieser Nummer zu wählen.

Anonyme Alkoholiker Schweiz
Zentrale Dienststelle
Wehntalerstr. 560
CH-8046 Zürich
Schweiz
Tel.: (01) 3 70 13 83

Anonyme Alkoholiker
Kontaktstelle
Barthgasse 5–7
A-1030 Wien
Österreich
Tel.: (01) 7 99 55 99

Blaues Kreuz in Deutschland e. V.
Bundesgeschäftsstelle
Postfach 20 02 52 · 42202 Wuppertal
Feiligrathstr. 27 · 42289 Wuppertal
Tel.: (02 02) 62 00 30

Blaues Kreuz in der Evangelischen Kirche
Bundesverband
Märkische Str. 46
44141 Dortmund
Tel.: (02 31) 5 86 41 32

Blaues Kreuz in der deutschen Schweiz
Postfach 89 57
CH-3001 Bern
Schweiz
Tel.: (0 31) 3 02 11 42

Deutsche Hauptstelle gegen die Suchtgefahren e. V.
Postfach 13 69 · 59003 Hamm
Westring 2 · 59065 Hamm
Tel.: (0 23 81) 9 01 50

Deutscher Caritasverband e. V.
Referat Besondere Lebenslagen
Postfach 420 · 79004 Freiburg
Karlstr. 40 · 79104 Freiburg
Tel.: (07 61) 20 03 63

Deutscher Guttempler-Orden (IOGT) e. V.
Adenauerallee 45
20097 Hamburg
Tel.: (0 40) 24 58 80

Gesamtverband für Suchtkrankenhilfe im Diakonischen Werk der Evangelischen Kirche in Deutschland e. V. (GVS)
Postfach 10 13 66 · 34013 Kassel
Kurt-Schumacher-Str. 2 · 34117 Kassel
Tel.: (05 61) 10 95 70

Kreuzbund e. V.
Selbsthilfeorganisation und Helfergemeinschaft für Suchtkranke und deren Angehörige
Bundesgeschäftsstelle
Postfach 18 67 · 59008 Hamm
Münsterstr. 25 · 59065 Hamm
Tel.: (0 23 81) 67 27 20

Weitere interessante Bücher aus dem Verlag Hartmut Becker

Dr.-Ing. Wolfgang Volkrodt: »**Schwellen der Zivilisation** – Ein Märchenbuch für Erwachsene und solche, die es werden wollen«, 331 S., farbig illustriert, ISBN 3-929480-30-1.

Hartmut Becker: »**Aktion Nichtraucher!** – Wege zur Suchtüberwindung«, 261 S., zahlreiche Abb., ISBN 3-929480-20-4.

Christine Heeg: »**Mein Mann, der Alkoholiker** – Eine wahre Geschichte«, 156 S., ISBN 3-929480-21-2.

Christine Heeg: »**Die rote Unterhose** – Erfahrungen mit Kontaktanzeigen«, 2. Auflage, 166 S., ISBN 3-929480-22-0.

Henk de Lamper: **»Lebenshilfen für fröhliche Atheisten«**, 104 S., ISBN 3-929480-50-6.

Else Wiegard: »**Heute sterbe ich, heute lebe ich!** – Leben mit einem schwerstbehinderten Kind«, 3. Auflage, 205 S., 27 Fotos, ISBN 3-929480-23-9.

Dr. Christian Mehrkühler: »**Was ist Alkoholismus?** – Informationen für Betroffene, Angehörige und Therapeuten«, 93 S., ISBN 3-929480-35-2.

Dr. med. vet. Vera Biber: »**Hilfe, mein Hund ist unerziehbar!** – Verhaltensänderung durch Futterumstellung – Erfahrungen und Ratschläge«, 2. Auflage, 160 S., ISBN 3-929480-34-4.

Dr. Vera Biber: »**Hilfe, mein Kind ist unerziehbar!** – Leben mit einem hyperaktiven Kind – Erfahrungen und Ratschläge«, 187 S., ISBN 3-929480-33-6.

Wilfried Schäfer: »**Die Chance der Selbstentdeckung** – Vom Selbstbetrug zur Selbstverwirklichung – Ein Abenteuer in 66 Lebensbereichen«, 322 S., 37 Abb., ISBN 3-929480-12-3.

Suzanne Buis: »**Keine Zeit für Freundlichkeit** – Hinter der Fassade eines Alten- und Pflegeheims«, 151 S., ISBN 3-929480-11-5.

Viktoria Engel: »**Der Ehehölle entronnen!** – Vom Scherbenhaufen zu Aufbruch und Neubeginn«, 269 S., ISBN 3-929480-24-7.

Hartmut Rißmann: »**Jesus** – Wo die Bibel schweigt oder sich in Mythen hüllt«, 279 S., 4 Karten, ISBN 3-929480-51-4.

Michael Bubach: »**Leserbriefe zum Nachdenken** – Gedanken eines kritischen Christen«, 142 S., viele Abb., ISBN 3-929480-40-9

Wünschen Sie nähere Informationen über unsere Bücher?
Wir senden Ihnen gerne unseren neuesten Verlagsprospekt zu!

Verlag Hartmut Becker

Bücher zu Schlüsselfragen des Lebens

In den Borngärten 9
35274 Kirchhain
Tel.: (0 64 27) 93 04 55 • Fax: (0 64 27) 93 04 57

Becker